146

AIX ET MARLIOZ

ET LEURS NOUVEAUX ÉTABLISSEMENTS

GUIDE DE L'ÉTRANGER

AUX EAUX D'AIX EN SAVOIE

CHAMBÉRY ET LEURS ENVIRONS

ORNÉ DE GRAVURES ET D'UNE CARTE DU BASSIN D'AIX

AVEC UNE NOTICE SUR LES EAUX

DE CHALLES, DE COISE ET DE SAINT-SIMON

PAR Jh BONJEAN

Pharmacien à Chambéry.

Chevalier de l'ordre royal des SS. Maurice et Lazare
Commandeur et Chevalier de divers autres ordres étrangers
Membre de l'Académie impériale des Sciences de Savoie,
du Jury médical et du Conseil de salubrité du département de la Savoie,
Lauréat de la Société de Pharmacie de Paris
et de Médecine de Gand ;
Membre correspondant de la Société impériale et centrale
d'Agriculture de France.
des Académies royales des Sciences et de Médecine de Turin,
etc., etc.

JUILLET 1862

CHAMBÉRY

IMPRIMERIE NATIONALE, PLACE DU CHATEAU

1862

INTRODUCTION.

« Les eaux minérales sont une richesse
« dont on doit compte à l'humanité. »
(ALIBERT.)

Depuis quelques années les eaux minérales excitent toute la sollicitude des gouvernements et des hommes de science, parce qu'elles sont une richesse pour les contrées qui en possèdent. Sous ce point de vue, aucun pays n'est plus richement doté que la Savoie : elle renferme, d'après M. Bertini *, trente-deux sources minérales, dont une partie seulement est exploitée. Dans ce nombre se trouvent toutes les catégories d'eaux : sulfureuses froides et chaudes, alcalines, salines, acidules, ferrugineuses, purgatives, iodurées, etc., et toutes s'emploient à Aix concurremment avec le traitement thermal, qui peut être ainsi varié à l'infini, suivant le genre de maladie que les médecins ont à combattre.

Aix-en-Savoie , depuis si longtemps connu par les merveilleuses propriétés de ses eaux thermales, a naturellement été jusqu'ici le sujet d'une foule de publications intéressantes de la part des médecins qui y exercent et de quelques étrangers de mérite. On s'est surtout occupé, ces dernières années, de publier des *Guides* ou *itinéraires* destinés à fournir aux baigneurs et aux touristes les renseignements d'usage ; mais la nature de ces petits livres obligeait à ne mentionner qu'en

---

* *Hydrologie minérale des Etats sardes,* ou Description de toutes les sources d'eaux minérales des Etats sardes. Turin, 1843 ; prix, 3 fr. 50 c.

passant les divers points de science qu'il importe de faire connaître aux médecins qui ont à faire choix d'un établissement thermal pour y diriger leurs malades. En outre, la nouvelle et monumentale construction qui s'achève à Aix, non moins que les importantes créations de Marlioz, demandaient, dans l'intérêt du pays, une publicité plus complète, propre à mettre en relief tous ces avantages et à satisfaire les désirs de tous.

Encouragé par M. l'inspecteur de l'établissement thermal d'Aix et quelques autres médecins de la localité, j'ai cherché à répondre à ce besoin en publiant ce modeste ouvrage, qui réunit aux indications d'un itinéraire tout ce qu'il est possible de désirer sous le rapport chimique et médical, ainsi que sur les nouvelles constructions qui font d'Aix et de Marlioz l'une des stations les plus importantes de l'Europe. Cet ouvrage m'a été rendu plus facile par mes travaux sur ces thermes, dont je m'occupe depuis vingt-cinq ans [*], et je m'estime heureux si j'ai pu contribuer pour une faible partie à la prospérité de ces établissements.

Ce Guide devant paraître chaque année avec les modifications nécessaires, je recevrai avec reconnaissance les renseignements qui tendront à rectifier des erreurs ou à réparer des oublis, inséparables d'une première publication de ce genre.

Chambéry, 1er juillet 1862.

J. Bonjean.

[*] Voir mon *Analyse chimique des eaux minérales d'Aix en Savoie*, 1838. Un vol. in-8°, avec planches, et mon *Analyse des sources de Marlioz*, 2e édition, 1857, broch. in-8°, avec planches.

AIX, MARLIOZ ET CHALLES.

1. — Le groupe le plus important d'eaux minérales de la Savoie est sans contredit celui des eaux sulfureuses d'Aix, de Marlioz et de Challes. Une longue expérience sur les groupes des Pyrénées et d'Outre-Rhin témoigne combien les sources minérales, voisines entre elles, alors même qu'elles sont similaires, contribuent chacune à la prospérité d'un même groupe toutes les fois que leur exploitation, basée sur les qualités médicales de chacune d'elles, sait se développer en dehors des efforts et des tendances de rivalités jalouses. C'est ce qu'a parfaitement compris l'intelligent propriétaire de Marlioz, dont l'établissement est aujourd'hui l'annexe de celui d'Aix. Du reste, l'importance relative des trois stations d'Aix, de Marlioz et de Challes se justifie pour chacune d'elles.

2. — Ces trois sources sulfureuses sont souvent l'objet d'articles aussi bien écrits que pensés de la part des deux journaux qui représentent si utilement et si honorablement en France la science hydrologique, la *Gazette des Eaux*, dirigée par M. Germont de la Vigne, et le *Monde Thermal*, dont M. Joanhy Berthier est le rédacteur en chef. Nous remercions ces savants écrivains, au nom du pays, de l'intérêt incessant qu'ils prennent à nos Thermes.

3. — M. Berthier a surtout accordé une large place aux eaux d'Aix, de Marlioz et de Challes, accompagnée de magnifiques gravures, dans *l'Album universel des eaux minérales et des bains de mer*, qu'il vient d'éditer avec un grand luxe. Cet album, grand in-quarto, fait honneur à son auteur : tous les établissements thermaux français et étrangers de quelque importance sont mentionnés, la plupart avec de belles lithographies, dans ce riche ouvrage, qui doit nécessairement contribuer à augmenter la prospérité de chacun d'eux.

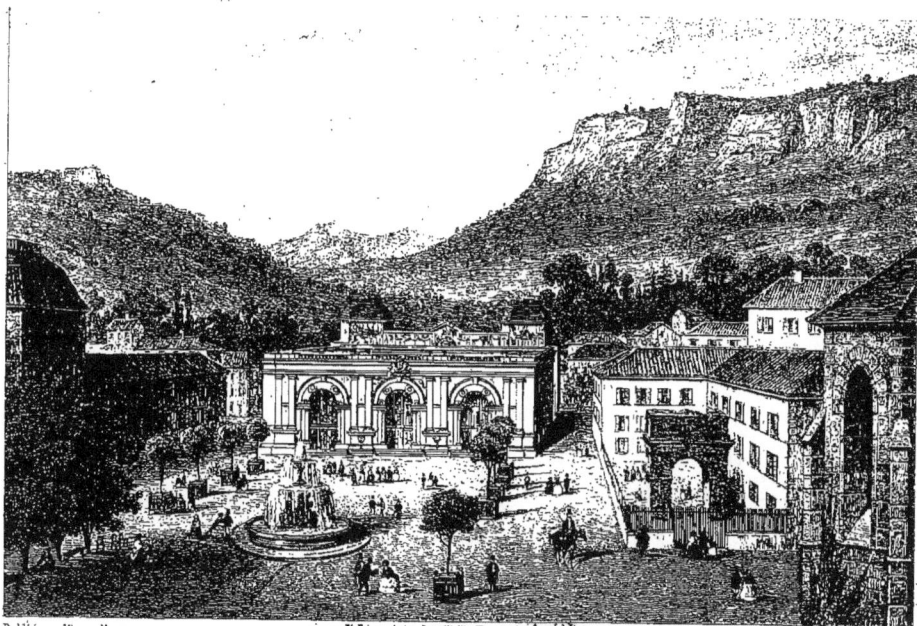

Publié par Victor Masson.

H.Brimond imp.^r r Vieille Estrapade, 15 Paris

Dessiné et Gravé par E Wormser.

AIX EN SAVOIE

I.

AIX-LES-BAINS.

SITUATION.— POPULATION. — CLIMAT. —ANCIEN ÉDIFICE.
NOUVEL ÉTABLISSEMENT THERMAL ET SES AVANTAGES.

4. — Aix* est assis sur le terrain néocomien, dans le groupe crétacé. La grande faille qui court d'Aix à Chambéry a donné naissance aux eaux d'Aix, de Marlioz et de Challes, et à quelques autres de moindre importance.

Aix est une charmante petite ville, située à l'est de la vallée de ce nom, sur le penchant d'une riante colline, dont le fond est occupé par le lac du Bourget

---

* Voyez la carte à la fin de l'ouvrage ; cette carte s'étend jusqu'à Annecy, Chambéry et ses environs.

(47), sur une longueur d'environ 14 kilomètres. Sa hauteur au-dessus du niveau de la mer est de 255 mètres. Sa population, qui dépasse quatre mille habitants, est plus que doublée en été, car, en 1861, le nombre des baigneurs a dépassé sept mille (26). L'atmosphère y est très douce et peu variable, l'air des plus purs, le climat des plus sains, et les habitants sont bons et hospitaliers. Les hivers y sont beaucoup plus doux qu'à Paris et ailleurs. Enfin, cette ville a toujours été préservée des épidémies qui, à diverses époques, ont désolé les localités voisines.

5. — Aix faisait partie de l'ancienne Allobrogie; en 1295, les ducs de Savoie l'érigèrent en baronie, puis en marquisat. Un incendie réduisit la ville en cendres au XIIIe siècle, et au XVIe siècle on construisit le château d'Aix, où est installé le théâtre (31), appartenant au Marquis d'Aix-Sommarivaz, et qui a servi de cercle aux étrangers de 1824 à 1849.

6. — Les eaux d'Aix jouissent depuis des siècles d'une réputation européenne justement méritée. Les sources sulfureuses froides de Marlioz sont considérées à bon droit comme une ressource précieuse qui est venue compléter les nombreux moyens de guérison que l'on trouve dans cette cité thermale.

L'ancien établissement thermal, dont on a conservé une partie dans les nouvelles constructions, a été bâti de 1779 à 1783, sous le roi Victor-Amé III. Comme toutes les industries, il a dû participer au mouvement de progrès qui se développe de toute part dans les établissements similaires, et il a fallu songer à un nouvel édifice pour satisfaire tant au caprice de la mode qu'au besoin des malades. Un plan fut élaboré par les soins de deux hommes distingués, MM. Jules François, ingénieur des mines, chargé du service des eaux minérales de France, et Bernard Pellegrini, architecte de la ville de Chambéry, auteur du plan du Casino. Une somme de 900,000 francs fut d'abord décrétée à ce sujet par le parlement sarde ; les travaux commencèrent en 1853, et, le 2 septembre 1857, le roi Victor-Emmanuel posait solennellement une pierre de l'édifice.

7. — La somme de 900,000 francs votée pour ce monument était bien insuffisante, et les travaux d'achèvement se trouvaient suspendus depuis quelque temps au moment de l'annexion à la France. M. Dieu, préfet du département, mettait, dès le premier jour de son arrivée, toute sa sollicitude, comme il ne cesse de l'employer aujourd'hui, à faire jouir au plus tôt le pays des bienfaits de l'annexion. Profitant de la première visite que LL. MM. II. firent à leurs nouveaux sujets, dont elles reçurent l'accueil le plus enthousiaste, l'éminent magistrat se hâta de faire préparer par une commission, présidée par lui, un projet qu'il soumit à l'approbation de S. M. le 5 septembre 1860, au château impérial de Chambéry. Voici les conclusions de ce projet :

1° L'établissement d'Aix sera déclaré établissement thermal de l'État ;

2° Une somme de 700,000 francs sera allouée aux budgets de 1860, 1861 et 1862, pour achever les travaux commencés, et procurer à l'établissement un agrandissement très-important ;

3° Reconstruire entièrement l'hôpital fondé par la reine Hortense (25).

Ces modifications et additions sont en voie d'achèvement, et seront terminées pour la saison de 1863, grâce aux mesures prises par S. Exc. M. Rouher, le 4 octobre 1861, en visitant Aix à l'époque de sa tournée en Savoie. Ce jour-là, M. le ministre a pris plusieurs autres décisions d'une grande importance pour le pays, telles que la prompte exécution du chemin de fer d'Aix à Annecy, le boulevard qui conduit à Marlioz et bientôt achevé, le redressement et le curage du *Tillet*, qui amènera le desséchement des marais sous Aix et Tresserve, et par suite la salubrité de ces localités, etc. C'est encore à M. Rouher qu'Aix doit l'avantage de jouir toute l'année du télégraphe électrique, ouvert, jusqu'alors, pendant la saison des bains seulement.

8. — Les anciens thermes ne comprenaient que 3 buvettes, 17 grandes douches diverses, 2 douches locales révulsives, 1 douche ascendante, 10 bains, 2 piscines, 2 étuves ou bouillons (bains et douches de vapeur) et 1 vaporarium.

9. — Les nouveaux thermes réuniront : 5 buvettes, qui donneront, outre les eaux d'Aix, de Marlioz et de St-Simon, celles de Challes, de Coise et d'Evian ; 36 grandes douches diverses ; environ 85 cabinets de bains (baignoires en fonte émaillée), dont 50 alimentés par les eaux chaudes naturelles, et les mêmes eaux réfrigérées ; 2 vastes piscines de 80 mètres cubes cha-

cune, sans compter les 2 anciennes ; 2 salles d'inhalation et d'aspiration de vapeurs variées ; 4 locaux destinés aux bains et douches de vapeur ; enfin, de vastes
réservoirs d'approvisionnement et tous les locaux nécessaires à un service perfectionné.

Les soubassements ne sont pas la partie la moins
intéressante de l'édifice. On y établit : 2 bouillons ; 8
cabinets de douche ; 2 douches ascendantes ; 2 piscines
de famille avec douches dites *douches impériales* ;
2 cabinets à douches de cercle et de siége, et 2 cabinets
à douches de lame et en colonne.

10. — Les appareils qui servent à l'aménagement
de cette partie de l'établissement conservent, pour la
plupart, le caractère de ceux qui ont fait jusqu'ici la
réputation d'Aix ; mais il y en a aussi de tout nouveaux, comme la douche écossaise, servant à donner
en même temps deux jets fouettants de température
variée et facultative, la douche de lame et en colonne,
la douche de cercle, et la douche de siége.

Outre les perfectionnements apportés aux nouveaux
appareils, et l'installation de nouveaux types, les douches du soubassement permettront d'obtenir des effets
plus énergiques par l'accroissement de pression dû à
une plus grande différence de niveau C'est ainsi qu'au
niveau du soubassement la charge d'eau peut atteindre
15 m. 50, et, par suite, produire d'elle-même les effets
du massage. On pourra donc varier à cet égard les résultats d'une opération thermale, tant par le choix
des appareils que par celui de l'étage où la douche
doit être prise.

11. — Au nombre des améliorations les plus importantes comprises dans les derniers travaux de ce magnifique établissement, il faut citer les deux suivantes :

1° Le *coulage direct* des eaux minérales, qui permet à l'eau de soufre et à l'eau d'alun d'arriver à leurs griffons avec toute la richesse minérale qui les caractérise ; cette heureuse idée, qui fait disparaître un inconvénient grave pour la sulfuration de ces eaux, est due à M. Mélier, inspecteur général des services sanitaires, envoyé en Savoie à l'époque de l'annexion, pour organiser le service de nos eaux minérales d'après les nouvelles institutions.

2° *La réfrigération des eaux chaudes par le serpentinage*, afin de diminuer leur température sans les couper.

Dans les deux cas les eaux ne subiront ni altération ni déperdition de leurs principes minéralisateurs, ce qui permettra aux médecins de les administrer avec tous les avantages qu'elles sont susceptibles de produire.

12. — Bien que tous ces travaux ne puissent être complétement achevés que pour l'été de 1863, en attendant, l'établissement peut donner chaque jour :

Douches générales	800
Douches locales	250
Douches à vapeur	350
Opérations d'inhalation	300
Piscines	800
Bains	500
Soit, par jour, trois mille opérations !	3,000

13. — Avec de tels moyens de traitement, si l'on tient compte de la puissance, de la température et du volume des eaux ; de l'augmentation considérable en volume et en principe sulfureux de l'une des deux principales sources (19); du système d'appareils perfectionnés aussi simples qu'élégants ; des sources sulfureuses froides de Marlioz, riches en soufre et providentiellement placées à la porte d'Aix ; du mode d'administration qui a fait et maintient la réputation de ces thermes au-dessus de celle de tous les autres ; et enfin des cures remarquables qui s'y opèrent chaque année, non moins que de la beauté du site et de la salubrité du climat, on peut dire que le nouvel établissement, grâce à la munificence impériale et au concours réuni d'hommes compétents, sera sans contredit l'un des plus utiles et des plus beaux de l'Europe.

NOMBRE ET NOMS DES SOURCES.

14. — Deux sources principales sourdent à Aix.

1° *Source de soufre*, température de 45 à 46 degrés centigrades.

2° *Source d'alun*, plus chaude d'un à deux degrés. Le principe sulfureux s'y trouve à l'état de gaz acide sulfhydrique libre.

15. — Ce n'est pas sans raison que le nom d'*eau d'alun* a été donné par les anciens à l'une de ces sources; elle renferme en effet une quantité notable de *sulfate d'alumine*, sel appelé autrefois *alun*. Aujourd'hui

on ne désigne sous ce nom qu'un sulfate double d'alumine et de potasse.

16. — À l'époque où je fis l'analyse de ces deux sources (1838), l'eau d'alun n'accusait que des traces imperceptibles de principe sulfureux, qu'elle perdait en grande partie dans les cavernes de Saint-Paul, où elle séjournait, par suite du percement du tunnel (18), cette eau se trouve aujourd'hui aussi sulfureuse que l'eau de soufre. Elles marquent l'une et l'autre 4 degrés au sulfhydromètre-Dupasquier.

Il existe cependant une notable différence dans la composition de ces deux sources : la glairine et le brôme prédominent dans l'eau de soufre, tandis que l'eau d'alun est plus riche en alumine, en iode et en fer.

17. — D'après mes analyses, 10 kil. de ces eaux renferment :

		Source de soufre.	Source d'alun.
Azote		0,32040	0,80100
Acide carbonique libre		0,25780	0,13340
Soufre à l'état d'acide sulfhydrique libre		0,00504	0,00504
Sulfates	d'alumine	0,54800	0,62000
	de magnésie	0,35270	0,31000
	de chaux	0,16000	0,15000
	de soude	0,96020	0,42400
	de fer	des traces	des traces
Chlorures	de magnésium	0,17210	0,22000
	de sodium	0,07980	0,14000
Bi-carbonates	de chaux	1,48431	1,80622
	de magnésie	0,25870	0,19800
	de fer	0,08860	0,09360
Silice		0,05000	0,04300

	Source de soufre.	Source d'alun.
Fluorure de calcium	»	0,02600
Phosphates. { de chaux . . . { {d'alumine . . .	0,02490	0,02600
Strontiane.	des traces	des traces.
Iode. . {	0,00048	0,00378
{ à l'état d'iodure et bromure alcalins		
Brôme. {	0,00021	des traces.
Glairine.	quantité indéterminée.	quantité indéterminée.
Perte.	0,12000	0,07240
Poids du résidu fourni par dix kil. d'eau	4,30000	4,10700

GROTTES DE SAINT-PAUL. — CAPTAGE DE L'EAU D'ALUN.
VOLUME D'EAU FOURNI PAR LES DEUX SOURCES.

18. — L'eau d'alun séjournait naguère dans les grottes dites de *Saint-Paul*, où elle se désulfurait presque complétement et se perdait en partie ; un captage convenable était depuis longtemps réclamé par ce double inconvénient. Pour cela on a creusé dans le roc un tunnel de 120 m. de longueur, sur une hauteur de 1 m. 80 et une largeur de 1 m. 40, travail conduit avec une précision mathématique par M. l'ingénieur Jules François.

Arrivé à 80 m. de profondeur, un coup de mine amena tout à coup l'écoulement d'une si grande quantité d'eau chaude, que les ouvriers employés au percement de la galerie faillirent périr, et que, pendant près d'un quart d'heure, la ville d'Aix craignit de se voir inondée. Bientôt les appréhensions se calmèrent, et les habitants purent jouir d'un spectacle aussi merveilleux qu'inattendu.

Les cavernes de Saint-Paul, qui recélaient l'eau d'alun, venaient d'être mises à sec !

19. — Le percement du tunnel amena la découverte d'un vaste réservoir naturel creusé dans le sol, et situé perpendiculairement à 4 m. 5 c. au-dessous des grottes, qui se remplissaient de bas en haut par l'effet du trop plein de ce réservoir, lequel fournit maintenant toute l'eau employée dans l'établissement. Cet incident, plein d'intérêt, est venu justifier entièrement les idées que j'ai émises dans mon premier ouvrage (1838) sur les causes de la désulfuration de l'eau d'alun.

L'exécution de cette galerie a produit trois résultats importants pour Aix :

1° Augmentation considérable du volume de l'eau minérale (21) ;

2° Augmentation du principe sulfureux ; qui est aujourd'hui, comme celui de l'eau de soufre, de 4 degrés sulfydrométriques ;

3° Température constante par suite de son isolement avec les eaux étrangères qui, dans certaines circonstances, refroidissaient l'eau thermale au point de la rendre impropre au service médical.

20. — Ces grottes, mises ainsi à sec, sont devenues un objet de curiosité, et visitées par tous les baigneurs et les touristes qui viennent à Aix. Une douce température de 18 à 20 degrés centigrades a remplacé la

chaleur suffocante de 47 degrés, qui en rendait l'accès
très pénible, et que j'ai pourtant supportée bien des
fois pour des recherches scientifiques. On peut maintenant les parcourir à l'aise. Un silence sépulcral a
succédé au bruit des eaux qui y circulaient. L'aspect
est des plus imposants. Les formes aussi pittoresques
que variées de ces rochers garnis de belles stalagmites,
et dont les voûtes, non moins accidentées, sont tapis-
sées d'une espèce de glairine desséchée ; les nombreuses ouvertures que l'action séculaire du frottement et
de la chaleur de l'eau a creusées d'une manière si
bizarre dans le cœur même du roc calcaire qui compose
la masse de ces souterrains : voilà assurément, pour
l'étranger, une curiosité historique qu'on ne retrouve
dans aucun autre établissement de ce genre.

Deux ou trois fois, pendant la belle saison, ces souterrains sont illuminés *à giorno* dans toutes les directions, et la musique du Casino y exécute des symphonies
qui produisent, par des échos combinés, le plus admirable effet d'acoustique.

21. — D'après le jaugeage opéré le 25 juillet 1855
par une commission dont je faisais partie, le réservoir
naturel découvert par le percement du tunnel (19) et
qui alimentait les grottes, débite par 24 heures :

Litres	4,812,480
Avant la formation de ce tunnel, l'éta-blissement n'en recevait que..........	1,005,840
Il reçoit maintenant chaque jour un excédant de........................	3,806,640

En résumé, les deux sources principales d'Aix produisent chaque jour l'énorme volume d'eau qui suit :

Source de soufre................. 1,550,000
Source d'alun.................... 4,812,480
                                  ——————————
Total fourni par les deux sources 6,362,480

MALADIES TRAITÉES A AIX. — PRIX DU TRAITEMENT. —
HOSPICE DE LA REINE HORTENSE. — ADMINISTRATION.—
PERSONNEL MÉDICAL.

22. — Les maladies pour lesquelles on vient le plus ordinairement à Aix sont, d'après les médecins de cette localité :

1° Les rhumatismes ;
2° Les maladies de la peau ;
3° Les affections strumeuses et lymphatiques ;
4° Les maladies chroniques ;
5° Les syphilides ;
6° Les paralysies de toute espèce ;
7° Les névralgies ou affections nerveuses ;
8° Les dyspepsies ;
9° Les maladies anormales qui résultent d'un état général de faiblesse ou d'énervation ;
10° Toutes les maladies des voies respiratoires, depuis la création, à Marlioz, de salles d'inhalation froide gazeuse (104).

Ces eaux sont contre-indiquées dans toutes les affections aiguës, soporeuses, accompagnées d'hémophtysie, de congestion cérébrale, d'anévrisme ; la phthisie tuberculeuse, etc. Dans ce dernier cas, les inhalations de Marlioz opèrent des prodiges de guérison (111).

23. — Depuis 1850, les eaux d'Aix sont en outre employées avec succès dans les maladies des yeux, et c'est à M. le docteur Petrequin, de Lyon, que sont dues les premières études ophtalmologiques sur ces eaux. En 1852, l'éminent chirurgien publia une brochure intitulée *Recherches sur l'action des eaux minérales d'Aix en Savoie dans les maladies des yeux*, ouvrant ainsi une voie nouvelle à la thérapeutique des eaux d'Aix. Ce savant praticien a ainsi résumé (p. 29) ses importantes observations : « Nous constatons d'abord qu'il s'agit à peu près exclusivement de maladies chroniques. Nous avons vu les eaux d'Aix produire des effets résolutifs dans certaines blépharites chroniques ; spéciaux et réparateurs dans l'ophtalmie scrofuleuse et sa tendance aux récidives ; presque spécifiques dans l'amaurause, et l'ophtalmie rhumatismales ; dépuratifs dans l'ophtalmie syphilitique ; antispasmodiques dans le tic palpébral ; anthelmintiques dans les affections vermineuses ; toniques dans la paralysie des paupières, dans l'amaurose chlorotique, etc. »

24. — Le prix d'un bain ordinaire est de 1 fr. 25 c. Le prix des douches, de........2 fr. à 2 fr. 50 c.

Les médecins étrangers ne payent que les droits qui reviennent aux employés. La même faveur est accordée à toute personne dont l'état de gêne est dûment constaté, et les indigents nationaux ou étrangers sont dispensés de tout droit sur la présentation de pièces authentiques.

25.— En 1813, la reine Hortense, alors de séjour à Aix avec le prince Louis, aujourd'hui notre empereur, fonda un hôpital qui perpétue à jamais dans le pays le souvenir de sa mémoire chérie (112). Plus tard, cet hôpital fut agrandi par les libéralités d'un riche anglais, M. Haldimann, qui y consacra une somme de vingt mille francs, et il s'enrichit ensuite successivement des dons du roi Charles-Félix, de M. le marquis Léon Costa de Beauregard, président du conseil général, et de S. M. Napoléon III.

Il y a des places gratuites qui représentent près de mille journées, et des places payantes, pour lesquelles il faut, outre le certificat d'indigence, consigner entre les mains du caissier la somme de trente-cinq francs. Le prix de ces places est de 1 fr. 50 c. par jour. On compte annuellement 3,600 journées de malades payants ou non. Toute demande d'admission doit être adressée à M. le directeur de l'hôpital.

On sait que cet hospice va être entièrement reconstruit sur des bases plus larges, par décision de l'empereur Napoléon (7).

26.— Au commencement de ce siècle, Aix ne recevait annuellement que 7 à 800 étrangers; en 1860, il a reçu 6,326 visiteurs, et en 1861, 7,317 sur lesquels 3;940 malades ont fait usage des eaux *.

---

* Dans ce chiffre de 7,317 ne figurent pas 300 domestiques, qui étaient toujours portés dans les listes des années précédentes; on peut donc porter à 7,617 le nombre des étrangers venus à Aix pendant la saison de 1861.

Ce nombre se décompose ainsi : Français, 6,484 ; Anglais, 218 ; Suisses, 186 ; Italiens, 176 ; Russes, 64 ; Américains, 52 ; Espagnols, 23 ; Suédois, 17 ; Hollandais, 16 ; Polonais, 12 ; Irlandais, 12 ; Allemands, 7 ; Belges, 5 ; Prussiens, 2 ; Turcs, 4 ; Egyptiens, 3 ; Divers, 17.

Le nombre des opérations de la saison a été de............... 66,339
se décomposant ainsi :

Bains.................... 15,221
Piscines.................. 12,697
Douches.................. 38,421
Le produit des bains a été de... 109,799 fr. 20 c.

La dépense totale des étrangers pendant leur séjour à Aix est évaluée à trois millions de francs.

27. — Avant l'annexion, l'établissement thermal d'Aix dépendait d'une commission supérieure présidée par l'intendant général de la division ; aujourd'hui cet établissement dépend de trois directions, comme suit :

1° Direction des travaux de construction, MM. Meissonnier, ingénieur en chef des mines, Lachat, ingénieur des mines, et Pellegrini, architecte de Chambéry ;

2° Direction médicale, MM. Vidal, médecin-inspecteur, Davat et Berthier, inspecteurs adjoints ;

3° Direction de l'exploitation, M. Forestier, avocat, directeur de l'établissement.

La direction médicale a remplacé la commission médicale consultative qui existait sous le régime sarde, et était formée de tous les médecins d'Aix, qui la présidaient tour-à-tour chaque année par rang d'ancienneté.

28. — Les médecins qui exercent à Aix sont au nombre de 10 ; voici leurs noms par ordre d'ancienneté : MM. le baron Despine*, Davat, Blanc, Veyrat**, Berthier, Guilland, Vidal***, Forestier, Gaillard, Dardel. Tous ont successivement publié sur les thermes d'Aix des ouvrages spéciaux pleins d'intérêt, où sont consignés les documents qu'il importe de faire connaître aux médecins qui auraient des malades à envoyer à Aix.

Aux médecins précités messieurs il faut ajouter MM. les docteurs Orcel, Quioc et Bertet, qui exercent également à Aix depuis 2 ans pendant la saison des eaux.

Il n'y avait, il y a 30 ans, qu'un seul pharmacien à Aix, il y en a quatre aujourd'hui ; ce sont, par rang d'ancienneté, MM. Bocquin, place C^{le}, ph. de l'Empereur ; Pichon, ph. de l'établissement thermal ; Thevenon, et Bocquin (neveu).

LOGEMENTS, PENSIONS, MAISONS DE CAMPAGNE.

29. — On trouve à Aix des logements et des pensions à tout prix, depuis la simple et propre mansarde, jusqu'aux somptueux appartements d'un grand nombre d'hôtels et de maisons bourgeoises.

---

* Chevalier des ordres I. et R. de la Légion d'honneur et des SS. Maurice et Lazare.

** Chevalier de la Légion d'honneur et du mérite militaire de Pologne.

*** Chevalier de 1re classe de l'ordre grand-Ducal de la vigilance de Saxe-Weimar.

Le prix de la nourriture et du logement varie de 5 à 15 francs par jour. Un appartement de 5 ou 6 pièces, avec salon, cuisine, écurie et remise, coûte de 15 à 30 francs par jour.

On peut aussi se nourrir à domicile, et même tenir son ménage en amenant ses domestiques ou en s'en procurant sur les lieux.

Parmi les principaux hôtels, il faut citer : *Venat* (jardin); *Guilland*, trois hôtels (jardin) ; *Jeandet* ; *Hôtel Impérial* ; *Hôtel du Globe ; Hôtel des Princes ; Hôtel de l'Univers ; Hôtel des trois Rois ; Hôtel de l'Europe ; Hôtel d'Italie ; Hôtel des Ambassadeurs ; Hôtel de la Couronne ; Hôtel Notre-Dame ; Gaillard; Durand, etc.*

Parmi les pensions, celle de l'*Arc Romain ; Bossut ; Bocquin Joseph ; Bocquin Michel ; Bouton ; Burdet ; Chabert ; Chapot ; Davat* veuve ; *Folliet ; Garin* (rue des écoles); *Garin* (rue de Genève); *Lacroix ; Maniglier ; Perroud* veuve ; *Perret Julie ; Perrot ; Restaurant français ; Secret ; Simonet ; Suchet ; Verchère, etc.*

Outre les hôtels et les pensions précités, un grand nombre de maisons bourgeoises possèdent des appartements richement meublés, où, pour la plupart, des familles entières peuvent se loger avec un confortable que les plus beaux hôtels ne sauraient surpasser. On trouve en outre dans ces maisons ce qui charme si bien l'étranger, c'est-à-dire tendre sollicitude, prévenances de toute espèce, et surtout, de la part des dames, une affectueuse amabilité, qui est l'apanage du sexe de cette charmante cité.

Les maisons dont je veux parler sont, par rang

alphabétique, celles de MM. Berthier père *, Berthier fils, Blanc *, Bocquin Gabriel, Bolliet, Château-Durieux *, Cochet *, Chaboud, Duvernay Clotilde *, Dardel, Domenget Ernest, Domenget Claudius, Dronchat veuves, Duvernay frères, Degaillon père et fils *, Damesin *. De Varicourt *, De Gavand, Forestier, Guichard, Ginet, Mathiez, Perret Jeannette, Simon veuve, Vidal, etc.

On trouve encore à louer pour la saison des eaux de magnifiques campagnes situées à un ou deux kilomètres de la ville, à Marlioz, Tresserve, le Vivier, St-Innocent, St-Simon, etc., et d'où l'on peut suivre à Aix le traitement thermal.

DISTRACTIONS. — CURIOSITÉS. — ANTIQUITÉS ROMAINES. POINTS DE VUE. — PROMENADES. — EXCURSIONS.

Le baigneur et le touriste trouvent à Aix de nombreux moyens de distraction, soit dans la ville elle-même, soit dans les environs, qui offrent plusieurs sujets de promenades d'une remarquable beauté. Cette partie obligée de toute cité thermale intéresse trop les médecins qui ont à faire choix d'un établissement de bains, pour passer sous silence ces questions, secondaires, il est vrai, mais qui exercent une influence incontestable sur le traitement des malades.

On visite principalement à Aix :

30. — *Le Casino*, fondé en 1848 par une société ano-

* Avec jardin,

nyme d'actionnaires indigènes et étrangers, sur le plan de M. Pellegrini fils, architecte de la ville de Chambéry. Cet établissement pourrait être jalousé par les grandes capitales de l'Europe. Il est ouvert du 1er mai au 30 septembre, aux conditions suivantes :

Une personne pour toute la saison des eaux 20 fr.
Une famille de trois personnes 50
Une famille de plus de trois personnes. . . . 60

Les personnes non abonnées qui désirent passer une soirée au Cercle payent, par tête. 3 fr.

Deux salles de bal forment les pièces principales de ce Casino modèle : un petit salon pour les réunions des premiers et derniers jours de la saison, et une vaste et magnifique salle de bal, somptueusement ornée; on y admire entre autre une glace gigantesque, et les portraits en pied de LL. MM. II. et RR. Napoléon III et Eugénie, Victor-Emmanuel et Marie-Adélaïde.

On y danse les jeudis et les dimanches, et, dans le plus fort de la saison, les habitants de Chambéry et d'autres villes voisines viennent augmenter le nombre des danseurs et partager leurs plaisirs. En outre, chaque jour et chaque soir, un orchestre de choix, composé des artistes du théâtre Italien de Paris, sous l'habile direction de M. Portehaut, se fait entendre dans les jardins et les salons, et ces orchestres ont l'avantage de fournir d'excellents professeurs de musique pour la saison, pendant laquelle on trouve toujours des pianos à louer (65).

Ce superbe établissement renferme en outre : des salons de concert et de jeu, un cabinet de lecture où l'on trouve, avec les journaux du pays, les principaux journaux de Paris, Lyon et Marseille, ainsi que des journaux italiens et anglais; un café, un restaurant, des jardins, et enfin de grandes galeries couvertes, d'où la vue embrasse un riant panorama, apprécié surtout par les malades qui désirent se promener sans sortir de la ville.

31. — *Théâtres*. Aix possède deux salles de spectacle. L'une est construite dans les bâtiments de l'ancien cercle, propriété du Marquis d'Aix ; la troupe du théâtre de Chambéry vient y jouer deux fois par semaine pendant l'été. L'autre est le théâtre de Mme la princesse Marie de Solms, qui y donne, au profit des pauvres, des représentations d'amateurs, dans lesquelles la noble et belle châtelaine joue ordinairement à ravir les principaux rôles. On y arrive par l'*Avenue Marie*, tout près du Casino, conduisant aussi à un élégant chalet et aux villas de M. le comte de Pomereu.

32. — *Souterrains de Saint-Paul* et tunnel qui y conduit (18 à 20).

Bains romains, sous la maison Chabert. Ils sont de forme octogone, entourés de gradins revêtus de marbre blanc*; et supportés par une centaine de

---

* J'ai trouvé ce marbre composé de :

Carbonate de chaux.................	0,981	
Carbonate de magnésie..............	0,040	1,000
Argile.............................	0,009	

Le ciment ressemble à un tuf calcaire gâché avec de la brique grossièrement pilée, en forme de *stuc ;* il contient beau-

piliers quadrangulaires autour desquels est un corridor où circulait l'eau d'alun qui alimentait ces bains.

Arc de Campanus, sur la place qui porte ce nom. Ce monument, d'ordre toscan et ionique, formait autrefois l'entrée principale des thermes ; il a 9 m. 16 c. de hauteur, et 6 m. 71 c. de largeur.

Temple de Diane, entre le jardin du presbytère et le château du Marquis d'Aix (ancien cercle). Sa longueur extérieure est de 13 m. ; il est enfoui dans la terre jusqu'au tiers de sa hauteur.

33. — *Jardin Mollard.* A 10 m. au-dessus d'Aix. De la terrasse de ce jardin on jouit d'une vue charmante, qui embrasse une partie de la vallée et jusqu'au lac du Bourget.

Maison François. 20 minutes au-dessus d'Aix, par la rue de Mouxy. Point de vue magnifique.

34. — *Jardin de l'ancien Cercle.* Propriété du marquis d'Aix. Délicieuse et vaste promenade ombragée. — Théâtre *Guignol* tous les soirs. — Café. — Déjeuners à la fourchette.

35. — *Promenade du Gigot.* A l'extrémité de la rue de Genève, abritée par des marroniers séculaires, et ainsi nommée parce qu'elle a la forme d'un triangle allongé. Elle sert admirablement aux fêtes et réjouissances publiques. Les arrivées et départs du chemin de fer, dont la gare est voisine, les voitures qui vont au lac, lui donnent une animation toute particulière.

coup de carbonate de chaux, un peu de carbonate de magnésie, du fer, de la silice et de l'alumine.

36. — *Avenue du Lac*. Belle promenade ombragée qui conduit au grand port. C'est le *Corso* d'Aix, la promenade publique la plus fréquentée.

37. — *Chemin de Cornin ou du petit port*. Bordé de deux ruisseaux et très fréquenté.

38. — *Marlioz*. Le nouvel établissement thermal, la beauté du site, les agréments qu'on y trouve, font de ce parc le rendez-vous général et quotidien de tous les étrangers. On s'y rend à pied en 20 minutes, et en 8 minutes par les élégants omnibus qui font sans cesse le trajet d'Aix à Marlioz (112).

39. — *Tresserve*. Placée en face de Marlioz, cette colline est l'une des plus ravissantes des environs par l'étendue et la beauté de son panorama.

40. — *Le Chalet*. Au pied de la colline de Tresserve, et dominé par un joli bois. De charmants sentiers ombragés y conduisent, et l'on y trouve un café-restaurant très confortable.

41. — *Maison du Diable* (1 kil.1/2.). A l'extrémité nord de la colline de Tresserve. Cette demeure, placée sans contredit dans l'un des sites les plus agréables du bassin d'Aix, fut construite en 1790 par un réfugié, en peu de temps et par lui seul, à l'aide d'ingénieuses machines peu connues alors. Les gens du pays l'appelèrent pour cela *l'Homme du Diable*, nom resté dès lors à cette agréable habitation.

42. — *Cascade de Grésy* (4 kil.). Peu de baigneurs quittent Aix sans se rendre sur ces lieux qui rappellent un affreux malheur. En 1813, la reine Hortense visitait cette cascade, accompagnée de madame la baronne

de Broc, sœur de la maréchale Ney et dame du palais. — Forcée de passer sur une planche que la mousse et le frottement des eaux avaient rendue glissante, et répugnant à s'appuyer sur le bras officieux du meunier qui la guidait, madame de Broc glissa et disparut dans les flots. Tous les secours furent inutiles.

Voici l'inscription gravée sur le marbre qui rappelle ce douloureux souvenir :

ICI

MADAME LA BARONNE DE BROC,

AGÉE DE 25 ANS, A PÉRI SOUS LES YEUX DE SON AMIE,

LE 10 JUIN 1813.

O VOUS QUI VISITEZ CES LIEUX,

N'AVANCEZ QU'AVEC PRÉCAUTION SUR CES ABIMES,

SONGEZ A CEUX QUI VOUS AIMENT !

Après de longues pluies, cette cascade offre un aspect curieux et imposant ; grâce aux arrangements dus à l'intelligent propriétaire actuel, M. Collomb, on peut la visiter en tout temps sans le moindre danger.

Tour de Grésy. A une petite distance de la cascade. Beau point de vue, antiquités romaines.

43. — *Tour Eustache* (3 kil.). A Saint-Simon, sur la route de Grésy. Edifice moderne formé de plusieurs étages, et du haut duquel on jouit d'une vue superbe et très étendue.

44. — *Saint-Innocent* (4 kil.). Ce village regarde le Mont du Chat, et domine le lac du Bourget.

Panorama des montagnes du Graisivaudan.

Des restes d'antiquité trouvés attestent qu'il existait autrefois un temple dans cette localité. Il en a été extrait un superbe bassin antique, maintenant à Hautecombe, qui paraît avoir servi aux ablutions que les prêtres égyptiens avaient coutume de faire avant de sacrifier aux divinités.

Fabrique de tissus en poils de lapin, vantés contre les rhumatismes. Les lapins eux-mêmes sont curieux à voir pour la beauté de leur fourrure.

Château de Saint-Innocent. Situé un peu au-dessus du village, et entouré d'un joli bois ; on jouit de sa terrasse d'un point de vue admirable.

45. — *Bois Lamartine* (1 h.). Petit bois de Châtaigniers situé dans un des sites les plus pittoresques, et qui paraît avoir inspiré à l'immortel auteur des *Méditations* sa belle poésie *le Lac*.

46. — *Prieuré de Drumettaz-Clarafond* (4 kil. 1/2.). Ancienne dépendance de la *Sainte-Chapelle* du château de Chambéry (70), qui a servi de presbytère jusqu'en 1861 ; située en face de la dent du mont du Chat, elle est aujourd'hui la propriété de M. Pichon, pharmacien à Aix. C'est la plus belle vue des environs ; elle domine toute la vallée et celle de Chambéry, le lac du Bourget dans toute son étendue, la colline de Tresserve, les Alpes, etc. Les chemins qui y conduisent sont ombragés et pittoresques.

PROMENADES SUR LE LAC DU BOURGET.

47. — Le lac du Bourget a 23 kil. de long sur
5 de large, et plus de 110 mètres de profondeur
près d'Hautecombe et du château de Bourdeau. Sa
hauteur, au-dessus du niveau de la mer, est de 231
mètres ; celle du lac d'Annecy est de 454, et celle du lac
de Genève, de 379. La proximité du lac du Bourget
est une bonne fortune pour les baigneurs, et un véritable trésor pour Aix par les excellents poissons qu'il
renferme. Les meilleures qualités sont : le Lavaret, la
Truite, l'Ombre-Chevalier, le Brochet, la Brême, la
Lotte, la Perche, l'Anguille, l'Alose et la Carpe.

48. — *Hautecombe* (1 h.). Lieu de sépulture des
princes de la maison de Savoie, dévasté en 1793, et
richement décoré en 1826 par le pieux roi Charles-
Félix, qui y consacra pendant vingt ans des sommes
considérables,   .

Ce monastère, de l'ordre de Cîteaux, fut fondé en
1125 par Amédé III, comte de Savoie, et fournit deux
papes, Célestin IV et Nicolas III.

En face, sur le bord de la route de Chautagne, on
aperçoit un reste de grand bâtiment connu sous le
nom de *Grande-Maison* ou *Couvent de Sallières,* habité il y a quelques siècles par des religieuses. La
légende rapporte qu'un moine du couvent d'Hautecombe, devenu alors éperdument amoureux d'une
de ces saintes filles, remarquable en beauté, traversait

souvent la nuit, à la nage, la nappe profonde qui le séparait de sa bien-aimée. Celle-ci, pour guider les démarches périlleuses du moine aventureux, allumait chaque soir un fanal, qui fut découvert et éteint par la supérieure une nuit sombre et orageuse. Le pauvre moine, n'apercevant plus le phare improvisé, se brisa le crâne contre l'angle des rochers voisins du couvent.

Ce serait à cet accident que la chronique rapporte la suppression de ce monastère.

Outre les bateaux particuliers (66) qui conduisent chaque jour et à toute heure à la royale Abbaye, les bateaux à vapeur qui desservent les rives du Rhône, d'Aix à Lyon (64), font les dimanches le tour du lac, et stationnent une heure à Hautecombe pour permettre aux promeneurs de visiter cette Saint-Denis de la Savoie*.

Fontaine Intermittente. — On ne quitte pas Hautecombe sans visiter cette fontaine, dite *des Merveilles*, qui n'en est distante que de 15 minutes. Elle ne coule que par intervalle. Cette intermittence est due à un siphonage causé par la formation des canaux souterrains qui amènent l'eau au dehors. On prétend que les jeunes filles qui peuvent jouir des faveurs de la nymphe capricieuse se marient dans l'année! C'est pour

---

* Pour plus amples détails sur ce monastère, voyez : 1º le remarquable travail publié en 1843 par M. le baron Jacquemoud, de Chambéry, conseiller d'Etat et sénateur du royaume d'Italie; 2º la Brochure récente publiée par un Touriste, à Aix-les-Bains, imprimerie Bachet; prix : 60 centimes.

les avoir trop attendues que l'Impératrice Joséphine, dont j'ai l'honneur d'être le filleul *, éprouva sur le lac une effroyable tempête qui faillit lui coûter la vie.

49. — *Château de Bomport* (1 h.). Au bord du lac, au-dessous de la colline de Tresserve, qui y conduit. Cette villa, aujourd'hui la propriété de M. le baron Francisque du Bourget, est l'une des plus jolies des environs.

50. — *Château de Bourdeau* (1 h.). Propriété de M. le commandeur Girod, premier président de la cour d'appel de Chambéry. Situé dans une des plus riantes positions, ce château était autrefois le rendez-vous de chasse des princes de la maison de Savoie.

51. — *Château du Bourget* (1 h. 1/2.). Restes d'un château féodal, berceau d'Amédée V dit le Grand (1272), l'un des plus illustres de la maison de Savoie. On y voit encore quelques antiquités romaines plus ou moins conservées.

52. — *Château de Châtillon* (2 h.). Ravissante vue de la terrasse; agréable sujet de promenade par une belle journée. Ce château fut le berceau du pape Célestin IV, cause de sa célébrité.

COURSES LOINTAINES.

53. — *Château de la Serraz* (8 kil.). Au pied de la montagne de Lépine, que l'on traversera sans doute

* La cérémonie du baptême eut lieu à Aix, pendant le séjour de l'Impératrice, le 14 septembre 1812.

un jour par un tunnel, pour le chemin direct de Chambéry à Lyon, si vivement désiré et réclamé par les
départements de la Savoie et du Rhône. On arrive au
château en faisant, si l'on veut, la moitié de la route
sur le lac ou sur le chemin de fer. Vue superbe, belles
cascades.

54. — *Rocher de Saint-Victor* (2 h.). Outre la beauté
des sentiers qui y conduisent, et le panorama dont on
jouit, ce lieu offre un autre intérêt, car, suivant quelques géologues, ce serait le point de bifurcation des
deux sources thermales d'Aix jusqu'à leurs orifices respectifs de sortie, en suivant une ligne presque droite
de l'Est à l'Ouest.

55. — *Gorges de Saint-Saturnin* (10 kil.). On peut
visiter, en passant, le village de Méry, et s'arrêter au
château de Montagny, célèbre par le combat qui eut
lieu en 1814 entre les Français et les Autrichiens. On
y voit encore quelques-uns des boulets dont le château
fut criblé.

56. — *Dent du Chat* (3 h.). L'ascension de cette
montagne, qui est à 1618 mètres au-dessus du niveau
de la mer, est une véritable partie de plaisir pour les
personnes qui ne craignent pas la marche. Il faut par-
tir de grand matin, ou mieux encore le soir, afin de
jouir du lever du soleil, le plus beau spectacle des
hauteurs de ce genre.

57. — *Saint-Germain par la tour de Cessens* (3 h.
1/2.). Voie romaine. Le retour par les vignes et la route
de Brison présente les points de vue les plus agréables
et les plus variés.

58.—*Grotte de Bange* (3 h. 1/2.). On peut maintenant y arriver en voiture par la route nouvelle. En passant à Cusy, on visite *le puits des pestiférés*, tombeau des nombreuses victimes de la peste noire qui infecta ces contrées en 1801. — Plus loin, les *gorges d'enfer*, au fond desquelles le *Chéran* roule des paillettes d'or.

La galerie de cette grotte est excessivement curieuse ; elle a 300 mètres de longueur, et ses voûtes sont garnies de stalactites de toutes formes. Au fond, un petit lac, qu'on aperçoit bien en allumant des flammes de Bengale, qui produisent dans cette sombre demeure un saisissant et magnifique effet.

SERVICE POSTAL. —TÉLÉGRAPHE ÉLECTRIQUE. — CHEMINS DE FER. — BATEAUX A VAPEUR.

59. — Un *Service postal* a lieu à Aix plusieurs fois par jour. L'affranchissement d'une lettre simple ne dépassant pas 10 gram. est de 20 c. pour la France ; de 60 pour l'Autriche ; de 40 pour l'Italie et l'Espagne ; de 40 à 60 pour la Prusse ; de 1 fr. 10 pour la Russie. Pour la Suisse, l'Angleterre et l'Allemagne, le poids d'une lettre simple n'est que de 7 gram. 1/2 ; le prix d'affranchissement est de 40 c. pour les deux premières, de 50 à 60 pour la dernière.

Les lettres chargées, dans lesquelles on peut insérer des titres et *valeurs-papiers* de toute nature, acquittent pour la France, indépendamment de la taxe ordi-

naire, un droit fixe de 20 c., et en outre de 10 c. par
100 fr. ou fraction de 100 fr. déclarés. La déclaration
ne doit pas excéder 2,000 fr.

60. — La taxe des échantillons, papiers de commerce ou d'affaires est réglée à prix réduits, moyennant
affranchissement préalable. Le poids des imprimés et
papiers d'affaires ne doit pas dépasser 3 kil., celui des
échantillons 300 gr. La dimension des imprimés, papiers d'affaires et échantillons d'étoffes sur carte, ne doit
pas excéder 45 c., celle des autres échantillons, 25 c.

La faculté de pouvoir expédier par la poste des
paquets jusqu'au poids de 300 gr., a ouvert au commerce une voie nouvelle de grande facilité. Ils doivent
porter une marque imprimée du fabricant ou du mar-
chand expéditeur, et ne contenir aucun objet de nature à détériorer ou à salir les correspondances, ou à
en compromettre la sûreté, et non soumis aux droits
de douane ou d'octroi.

Modes d'envoi. Bandes mobiles, sacs en toile ou
en papier, boîtes, étuis fermés avec des ficelles faciles
à dénouer. Le prix d'affranchissement est de 1 cent.
par 10 gr.

Le port des papiers de commerce ou d'affaires est de
50 c. par paquet de 500 gr. et au-dessous. Au-dessus
de 500 gr., 1 c. en sus par chaque 10 gr. ou fraction
de 10 gr. Envoi sous bandes mobiles ou sous ficelles
faciles à dénouer.

61. — La même facilité existe en vertu de traités
entre la France et l'Italie, l'Angleterre et la Prusse.
Les prix d'affranchissement sont ainsi fixés :

Italie. 6 cent. par 40 gr., y compris les papiers d'affaires.

Angleterre. 30 cent. par 120 gr., y compris les papiers d'affaires.

Prusse. 10 cent. par 40 gr.

DÉPARTS ET ARRIVÉES DES COURRIERS.

Du 1er juin 1862 au 30 novembre suivant.

	HEURES			
	de la dernière levée de la boîte.		de la distribution à domicile.	
	CHAMBÉRY.	AIX.	CHAMBÉRY.	AIX.
1º Pour l'Empire français, la Suisse, les différents Etats allemands, l'Angleterre et tous les pays d'outremer..............	3 15 s.	3 15 s.	12 30 m.	11 30 m.
2º Pour la Haute-Savoie, tous les Etats du royaume d'Italie et le Vénétie.................	10 30 m.	10 » m.	1 10 s.	5 s.
3º Second départ pour Culoz. Lyon, Mâcon et la Suisse.......	6 30	7 »	8 » m.	7 30 m.
4º Grenoble et la ligne, et Allevard	11 30	11 »	8 »	8 30

62. — *Un Télégraphe électrique* est maintenant établi à Aix toute l'année. Les bureaux sont ouverts, pendant la saison thermale, tous les jours de 7 heures du matin à 9 heures du soir.

Partant d'Aix ou de Chambéry, le prix d'une dépêche de vingt mots, y compris l'adresse, le texte et la signature, est ainsi fixé :

		fr.	c.
Pour la France	le département.......	1	»
	le reste de l'Empire...	2	»
Turin..........................		3	»
Genève.........................		3	»
Milan..........................		4	50

	fr.	c.
Gênes......................	4	50
Pise.......................	4	50
Florence...................	7	50
Amsterdam..................	7	50
Bruxelles..................	7	50
Naples.....................	7	50
Rome......................	9	»
Londres....................	9	»
Vienne.....................	13	50
Berlin.....................	13	50
Saint-Pétersbourg..........	22	50

Etant ainsi en relation avec les principales capitales de l'Europe, le télégraphe d'Aix permet de publier chaque jour les nouvelles importantes, et de donner, après la clôture de la bourse de Paris, les cours du jour même.

63. — *Chemins de fer*. Reliée depuis quelques années avec les réseaux de chemins de fer français et suisse par Culoz, la ville d'Aix se trouve ainsi, par le chemin de fer Victor-Emmanuel, à 14 heures de Paris; à 4 heures 1/2 de Lyon; à 3 heures 1/2 de Genève; à 30 minutes de Chambéry, et à 15 heures de Turin.

A la fin de 1863, après l'achèvement des chemins de fer, en voie de construction, d'Aix à Annecy et de Montmélian à Grenoble, Aix ne sera plus qu'à une faible distance de ces localités, ce qui augmentera encore son mouvement et sa vie.

COMPAGNIE DU CHEMIN DE FER VICTOR-EMMANUEL.

TABLEAU

Indiquant les distances d'Aix à quelques stations principales, la durée du trajet et le prix des places.

DISTANCE kil. d'Aix.	A	DURÉe du trajet.		1res.		2es.		3es.	
		H.	M.	F.	C.	F.	C.	F.	C.
90	Genève	3	30	10	25	7	65	5	50
119	Lyon	4	30	13	50	10	05	7	25
142	Mâcon	6	»	16	10	12	»	8	70
583	Paris	14	»	65	50	49	05	35	85
469	Marseille	12	16	41	95	31	40	22	90
16	Chambéry	»	30	1	95	1	45	1	»
26	Route de Grenoble	»	46	3	05	2	30	1	55
31	Montmélian	»	53	3	60	2	70	1	80
41	Saint-Pierre d'Albigny	1	8	4	60	3	45	2	30
44	Chamousset	1	14	5	05	3	80	2	55
53	Aiguebelle	1	27	6	05	4	55	3	05
63	Epierre	1	46	7	20	5	40	3	60
76	La Chambre	2	8	8	55	6	40	4	30
86	Saint-Jean de Maurienne	2	25	9	65	7	25	4	85
98	Saint-Michel	2	54	12	55	9	45	6	30
176	Suse (de Saint-Michel à Suse par diligences, en 7 heures)								
229	Turin	14	40	39	90	35	05	29,	70
397	Gênes	18	50	56	80	46	65	38 -	»
372	Milan	19	48	56	25	47	25	37	95
	Venise	29	28	66	54	56	56	44	64

Du 1er juin 1862 au 30 novembre suivant, les départs sont ainsi fixés :

Lyon, Genève, Turin et l'Italie } 3 départs par jour : le matin, 7 h. 43 m. ; le soir, 1 h. 57 m. et 4 h. 41 m.

Paris } 2 départs par jour : le matin, 7 h. 43 m. (train omnib.); le soir, 4 h. 41 m. (t. poste).

Les horloges des stations sont réglées sur le méridien de Paris, en retard de 20 minutes sur Aix et Chambéry.

* Diligence comprise.

64. — *Bateaux à vapeur*. On peut encore se rendre d'Aix à Lyon par les vapeurs du *Haut-Rhône*, qui font pendant l'été un service régulier, réglé comme suit :

D'AIX A LYON en 7 heures. Les lundis, mercredis et vendredis à 7 heures du matin. — Prix des places : premières, 7 fr. ; secondes, 5 fr.

DE LYON A AIX en 12 heures. Les mardis, jeudis et samedis à 5 heures du matin.

Ce service dessert toutes les petites villes situées sur les bords du Rhône, Saint-Genist, Yenne, etc. Ce voyage est ainsi des plus agréables et des plus pittoresques.

RENSEIGNEMENTS DIVERS. — TARIF DES COURSES EN VOITURE, A CHEVAL, A ANE, ET DES BATEAUX.

65. — *Abonnement à la lecture*, Bolliet Henri, et Bolliet Gaspard.

Bibliothèque choisie, au presbytère.

Articles de fantaisie du meilleur goût, quincaillerie fine etc., Ronzière de Chambéry, Durand, Bolliet Henri, et magasin Algérien.

Gazes de Chambéry, Domenget.

Ganterie, Roche et Paradis.

Tir au pistolet, Maisonny, et Colombert.

Banque d'escompte et de recouvrement, Ginet et Jacquier, et Bolliet.

Pianos à louer, Faëndrick, et Lajoue, accordeurs à Chambéry.

Professeurs de musique, le chef de la musique de la ville et les artistes du Casino,

66. — On se procure à toute heure du jour des chevaux, ânes, voitures et chars pour la promenade et les courses lointaines. Voici le tarif des courses, d'après le dernier arrêté de M. le maire d'Aix.

Voitures de louage.

A un cheval :	Pour 30 minutes.........	2 fr.
	la 1re heure.............	3
	les suivantes	2
	la journée	15
	la demi-journée..........	9
A deux chevaux :	Pour 30 minutes	3
	la 1re heure.............	4
	les suivantes	3
	la journée	20
	la demi-journée..........	12

Après minuit, pour la course ou pour l'heure, les prix ci-dessus seront augmentés de moitié.

Les voitures de louage qui stationnent à la gare sont toutes considérées comme *omnibus* faisant le service de la gare à la ville. et réciproquement. Le prix des places est ainsi fixé :

Par personne......................	0,75 c.
Par colis au-dessus de 20 kil...........	0,50

Les colis au-dessous de 20 kil. seront transportés sans frais.

Toute *voiture omnibus* retenue devra marcher, au plus tard, après huit minutes d'attente à compter de l'arrivée du train avec lequel elle correspond, quel que soit le nombre de voyageurs à transporter.

Les *voitures omnibus* à destination déterminée, s'arrêteront devant la porte de l'établissement qu'elles desservent ; celles sans destination fixe transporteront les voyageurs jusqu'au point indiqué par ceux-ci en montant en voiture, sur l'interrogation du conducteur, sous la réserve toutefois que ce point sera dans les limites de la ligne de l'octroi.

Les cochers sont tenus de remettre aux voyageurs un bulletin contenant les tarifs extraits du présent arrêté.

Chevaux de selle, promenade de 2 heures.... 4 »

Les 2 heures suivantes, pour chacune........ 1

La 5ᵉ heure et au delà, pour chacune........ 0 75

Anes, une course dans l'intérieur de la commune, comme au grand port, Cornin, la Maison du Diable, Marlioz, Saint-Simon, etc.................. 1 fr.

A la cascade de Grésy, Tresserve, Saint-Innocent, etc............................ 1 50

Les séjours excédant une heure sont payés : la 1ʳᵉ heure, 0,75 c.; la 2ᵉ, 0,50 c.; et 0,25 c. les suivantes, sans que le prix de la demi-journée puisse dépasser 3 fr., et celui de la journée entière, 6 fr.

Bateaux. Les prix des promenades sur le lac du Bourget sont fixés comme suit :

De Cornin, Puer et autres :	BATEAUX	
	à 2 bateliers (6 pl. au plus)	à 3 bateliers (8 pl. au plus)
A Hautecombe et le Bourget.........	8 »	9 »
A Châtillon et Savière.............	13 »	14 »
A Bourdeau et Bomport.............	3 50	4 »
A Brison Saint-Innocent............	5 »	6 »

Il est accordé un séjour d'une heure dans ces localités sans augmentation de prix. Tout séjour excédant la première heure sera payé à raison de 1 fr. 50 c. l'heure ; les fractions d'heure comptent comme heure complète.

Les courses ou promenades faites sur le lac sans but déterminé d'avance, seront payées à l'heure :

	BATEAUX	
	à 2 rameurs	à 3 rameurs
La première heure................	3 »	4 »
La deuxième heure	2 50	3 »
Chaque heure suivante	2 »	2 »

Ce tarif imprimé, dont tous les bateliers sont obligés d'être pourvus, doit toujours être présenté aux personnes qui l'exigent.

PLAINTES ET RÉCLAMATIONS.

67. — Pour ce qui concerne les logeurs, aubergistes, voituriers, bateliers, portefaix, etc., s'adresser au commissaire de police, au maire ou au juge de paix.

Pour ce qui regarde le Casino : au commissaire ou au président de l'administration. Enfin, pour ce qui a trait aux employés et à la police de l'établissement thermal, au directeur de cet établissement. Il existe d'ailleurs au bureau du contrôle, à l'entrée de l'édifice, un registre sur lequel, au terme du règlement, chacun a le droit d'inscrire ses observations.

CHAMBÉRY ET SES ENVIRONS.

68. — *Chambéry*. à 30 minutes d'Aix par le chemin de fer V. E., reçoit chaque jour un certain nombre des baigneurs et des touristes qui se rendent annuellement en foule dans cette cité thermale ; c'est que l'ancienne capitale du duché de Savoie, aujourd'hui chef-lieu du département de la Savoie, offre des sujets dignes de leur curiosité et de leur admiration.

Déjà occupée par les Français sous François I, Henri IV, Louis XIII, Louis XIV, la république et l'empire, la Savoie a été définitivement rendue à la France le 14 juin 1860, en vertu d'un traité amical passé le 24 mars 1860 entre les deux souverains respectifs, et confirmé par le vote presque unanime des populations le 22 avril suivant.

Chambéry comptait en 1855 1,032 maisons contenant 3,826 familles, et 15,838 habitants sédentaires ; la population flottante s'élevait à 3,583, ce qui faisait une population totale de 19,421 habitants.[*] Ces chiffres ont peu varié depuis. Au commencement du siècle, la population totale ne s'élevait qu'à 12,000 âmes.

Chambéry est la patrie d'un grand nombre d'hommes célèbres, parmi lesquels le grammairien Favre de Vaugelas, né en 1585 ; Saint-Réal, né en 1639 ; Albanis Béaumont ; Xavier et Joseph de Maistre ; le général Doppet ; le général comte Benoit de Boigne, né le 17 mars 1754, qui consacra une partie de l'immense fortune qu'il avait acquise dans les Indes, dont il fut le gouverneur, à embellir sa ville natale et à la doter de plusieurs établissements importants (72,77,78, etc.) La fontaine des Eléphants est un monument public élevé par la reconnaissance à ce bienfaiteur du pays.

Il est mort le 21 juin 1830. Son petit fils, M. Ernest

---

[*] *Guide de l'étranger en Savoie.* Par M. Gabriel de Mortillet, ingénieur. Un beau volume de 400 pages, orné de vues et d'une carte de la Savoie. Chambéry, 1855. Perrin, libraire-papetier et lithographe, à Chambéry, éditeur. 2e édition, 1861. Prix : 4 fr. — Ce guide est le plus complet de tous ceux qui existent.

On trouve à la même librairie toute espèce de publications sur la Savoie, et entre autres :

1° *Ornithologie de la Savoie, de la Suisse et des Alpes,* ou histoire des oiseaux qui vivent en Savoie à l'état sauvage, par J. Bailly, de l'académie impériale des sciences de Savoie ; 4 vol. in-8. . . . . 16 »

de. Boigne, est aujourd'hui député de Chambéry à l'assemblée législative.

À Chambéry, l'étranger peut visiter ses monuments et ses. établissements publics, ses promenades et ses environs ; voici les principaux.

MONUMENTS ET ÉTABLISSEMENTS PUBLICS.

. 69. — *Eglise métropolitaine.* Commencée au 14° siècle et achevée en 1430. Le portail est de 1506. Ses orgues, surtout pour le jeu des voix humaines, sont supérieures à celles de Fribourg.

Dans. la première chapelle, à droite, se trouve le tombeau d'Antoine Favre, célèbre jurisconsulte, qui avait été enseveli dans un des anciens cimetières de la ville.

Favre habita une maison de campagne, encore existante, sur le chemin des Charmettes, et aujourd'hui la

2° *Atlas* du même ouvrage. 110 planches et plus de 800 dessins. Contient, outre les oiseaux, la collection complète des œufs de tous les oiseaux cités dans *l'ornithologie* ; 4 livr . . . . fr. 16 »

3° *Histoire de la maison de Savoie,* par Boissat ; 1 vol. in-12. . . . . 2 »

4° *Atlas géographique* des départements de la Savoie et de la Haute-Savoie, 8 feuilles raisin (1/150,000), une par arrondissement. . . . . 16 »

Chaque feuille séparément. . . . . 2 »

5° *Carte générale des départements de la Savoie et de la H^{te}-Savoie,* une feuille colombier (1/250,000). 4 »

propriété de M. Eugène-Duclos. On lit sur la façade de cette maison l'inscription suivante :

« Révérend B. Scève, chanoine de la sainte Chapelle, « a fait faire cette maison en l'an 1610.

« Le chanoine Scève fut l'ami de Antoine Favre né « à Bourg en Bresse l'an 1557, successivement « juge-mage de Bresse, président du Genevois, pre- « mier président du sénat de Chambéry, et gouver- « neur de Savoie. »

« Il mourut à Chambéry en 1624. »

Eglise de Notre-Dame. Bâtie en 1636, d'ordre dorique.

70. — *Le Château et la Sainte Chapelle.* Commencé en 1232 par Thomas I, comte de Savoie, et achevé par ses successeurs, ce château fut incendié à plusieurs reprises, en 1339, en 1743, sous les Espagnols, et enfin dans la nuit du 23 au 24 mars 1798.

La même carte {	collée sur toile, avec étui......fr.	6	»
	sur raisin (1/320,000), dans son enveloppe..................	1	50

6° *Collection de 80 vues des plus beaux sites des deux départements de la Savoie et de la Haute-Savoie,* en 4 albums de 20 vues, in-4.............. 24 »

7° *Album de 12 vues de Chambéry, ses monuments et ses environs,* format in-12.............. 2 20

8° *Iconographie de la fontaine monumentale érigée par la ville de Chambéry à la mémoire du général de Boigne* (73). 11 planches dessinées par V. Cassien, avec texte descriptif et historique. In-folio. — Au lieu de 15 francs.................. 5 »

Sous le régime sarde, il servait de logement à l'intendant général et au gouverneur de la province ; il est occupé aujourd'hui par la préfecture, le dépôt des cadastres et des archives. On y achève une aile, déjà commencée avant l'annexion, pour y loger convenablement LL. MM. II. quand elles viendront visiter la Savoie.

Le général de division et ses bureaux auront aussi leur place dans cette nouvelle partie de l'édifice.

Il reste de l'ancien château une grande tour carrée dominée par une tourelle ; vue de la rue de Boigne, elle produit un fort joli effet.

La Sainte Chapelle se trouve dans l'enceinte du château, du côté de la ville. Fondée par Amé V, comte de Savoie, elle fut reconstruite en 1448 par Louis de Savoie et Yolande de France, son épouse. On y voit de superbes vitraux gothiques. Le portail actuel est de date postérieure, morceau d'architecture bâtarde malheureusement appliqué contre le beau gothique de l'ancien monument par une fille de Henri IV.

74. — *Eglise de Lémenc*. La plus ancienne de toutes. Elle est située au-dessus de la ville, sur les rochers de Lémenc, où fut bâtie la première ville de Chambéry. L'intérieur contient un assez grand nombre de tombeaux, entre autres celui du général de Boigne (68). C'est là que reposent les cendres de madame de Warens. On y conserve aussi les restes d'un primat d'Irlande, saint Concors, qui y mourut en odeur de sainteté en 1476.

Une chapelle souterraine, qui passe pour être la

partie la plus ancienne, contient les restes mutilés d'un Christ descendu de la croix, et entouré de ses disciples ; les personnages, d'une grandeur surhumaine, sont sculptés en pierre, mais d'un travail plus que médiocre.

72. — *Hôtel-Dieu*. Fondé le 28 septembre 1647, par Théodore Boccon, bourgeois de la ville. 127 lits destinés aux maladies aiguës et à la chirurgie ; 13 sont consacrés à des passagers des deux sexes.

Charité. Hospice voisin du précédent, aussi dû à l'initiative d'un bourgeois de la ville, Perrin, négociant. Près de 300 lits destinés aux vieillards des deux sexes et aux infirmes pauvres.

Etablissement des sœurs de Saint-Joseph. Près de la *Charité*, créé en 1845. Cette admirable institution comprend : 1° Une salle d'asile qui reçoit annuellement et gratis 8 à 900 enfants pauvres ou peu fortunés ; 2° une école enfantine pour les enfants des familles aisées. Dans les deux cas, les enfants y sont reçus depuis l'âge de 3 ans jusqu'à 16.

Maison Saint-Benoît. Inaugurée le 21 septembre 1820, et fondée par le général de Boigne, qui consacra 900,000 francs à cet utile établissement, sans pareil peut-être en Europe. Il est destiné à 40 vieillards, hommes et femmes, âgés de soixante ans au moins, d'une certaine condition et qui se trouvent dans l'impossibilité de subvenir à leur existence.

Hospice Sainte-Hélène. Egalement fondé par le général de Boigne, en 1830, au capital de 649,000, pour

les mendiants des deux sexes, dans le but de détruire la
mendicité. Il peut contenir 102 pauvres de la ville et
de la banlieue.

73. — *Fontaine des Eléphants*. Au centre des boulevards, en face de la rue de Boigne, élevée en 1838
au général de Boigne par la ville de Chambéry recon-
naissante, et inaugurée le 10 décembre de la même
année.

Ce monument, dû à M. Sappey, de Grenoble, représente une colonne indienne, surmontée de la statue du
général ; au-dessous, des trophées indiens et des bas-
reliefs supportés par un énorme soc quadrilatère,
d'où sortent quatre éléphants (un sur chaque face) en
bronze, qui donnent de l'eau par leurs trompes. On re-
proche généralement à ce monument de n'être pas assez élevé au-dessus du sol ; il aurait produit un bien
plus bel effet. Sa hauteur totale est de 17 m. 65 c.

74. — *Fontaine de Lans*. Au milieu de la place du
Marché ¹ ; elle est légère et élégante, et tire son nom
de Sigismond de Lans, qui la fit construire en 1615,
d'après le plan de l'architecte Quenoz, et pendant
qu'il était lieutenant de Savoie. Cette fontaine est surmontée d'une statue de femme en marbre blanc et
d'une seule pièce, qu'on dit représenter la déesse de la
liberté.

75. — *Bibliothèque*. Fondée en 1785, par l'abbé

* Ce marché va être transféré place Saint-Dominique, où
l'on construit dans ce but un élégant et vaste bâtiment couvert.

de Mellarède, et actuellement située dans l'ancienne église de Saint-Antoine, près de la place du marché.* (74) ; elle contient 16,000 volumes. On y trouve entre autres, parmi les manuscrits, le missel d'Amédée VIII, une Bible du Xe siècle, et des autographes du comte Thomas, de saint François de Sales, etc. Ouverte tous les jours non fériés, de 9 heures du matin à midi et de 2 heures à 5 heures.

76. — *Palais de justice*. Vaste et beau monument, entre la halle et le jardin public. Le roi Victor-Emmanuel en a posé la première pierre le 27 mai 1850, et il a été inauguré le 15 novembre 1856.

77. — *Lycée impérial*. A quelques pas du palais de justice. Magnifique et vaste bâtiment, construit en 1836, par les Jésuites ; le général de Boigne y coopéra pour une somme de 270,000 francs. Depuis l'annexion, cet établissement a subi d'importantes et élégantes modifications ; il peut contenir 250 élèves.

78. — *Théâtre*. Superbe construction moderne, bâtie en 1824, sur l'emplacement de l'ancien théâtre, qui datait de 1775. Le général de Boigne y consacra 60,000 fr. Ce théâtre peut contenir 1,200 personnes. Il est remarquable par sa coupe, son plan intérieur et l'élégance de ses ornements ; il renferme une magnifique salle de concert et de bal. Le rideau, qui fait l'ad-

---

* Cet emplacement, ainsi que la mairie qui s'y rattache, vont être bientôt démolis pour faire place à un superbe hôtel de ville, de la valeur de 600,000 francs. Les démolitions doivent commencer cette année ; l'édifice sera achevé en 1866.

miration de tous, représente la descente d'Orphée aux enfers.

79. — *Casernes.* La caserne d'infanterie est un grand bâtiment carré, de 80 mètres de côté, ayant un rez-de-chaussée, deux étages et des mansardes. Elle peut loger à l'aise 3,000 hommes et 4,000 au besoin. Bâtie en 1804, dans l'ancien clos des Ursulines, au pied de la fontaine Saint-Martin, d'après le plan de Duparc, capitaine commandant l'arme du génie.

La caserne de cavalerie, un peu plus loin, en allant aux Charmettes, a été construite en 1818. Dans la cour, qui est immense, se trouve l'ancien couvent de Sainte-Marie, occupé par l'artillerie.

80. — *Asile départemental de Bassens.*

Cet établissement, qui ne date que de 1858, est une des plus belles créations de ce genre, et peut compter parmi les maisons de santé les mieux organisées. Situé à 2 kil. de Chambéry, sur la route de Bassens, dans une des meilleures conditions de salubrité, et dans un clos de 13 hectares divisés en jardins, plantations et promenades ; on y reçoit les aliénés des deux sexes et des deux départements de la Savoie, ainsi que des pensionnaires de la France et de l'étranger. La pension est de 740 fr. et de 440 fr., suivant la classe ; la commune (1/5) et le département (4/5) font les frais des malades qui ne peuvent payer.

On compte 50 employés dans ce grandiose et magnifique édifice ; le service médical est permanent.

La proportion des guérisons y est supérieure à celle de beaucoup d'autres établissements de ce genre.

Il y a des places pour 360 personnes ; 347 sont occupées aujourd'hui. On va construire quatre nouveaux pavillons pour répondre à tous les besoins.

La dépense totale atteindra un million et demi.

Pour toute demande, s'adresser à M. le docteur Fusier, chevalier de l'ordre royal des SS. Maurice et Lazare, directeur de l'établissement.

PROMENADES.

81. — Les promenades sont belles et nombreuses à Chambéry ; on peut citer :

Les boulevards. La plus centrale ; bordés de platanes à l'ombrage impénétrable aux rayons du soleil. Ils font face à une longue et belle avenue qui longe le jardin public, et conduit au nouveau champ de mars, où dix mille hommes pourraient trouver place.

Le jardin public. Derrière le palais de justice, organisé sur l'emplacement de l'ancien *vernay*, créé à la fin du XIVe siècle par Amé VI. C'est, en été, le rendez-vous de toute la société, surtout les jeudis et dimanches, où la musique militaire y exécute, de 7 à 8 heures et demie du soir, ses plus beaux morceaux d'harmonie. Café chantant pendant la belle saison.

Le jardin du Château, ombragé par des marroniers plantés au XIVe siècle.

Le jardin botanique. Situé au-dessous, à gauche, longeant la route de Lyon, et planté d'arbres rares et

variés. Parcs et loges pour cerfs, biches, singes e^t
autres animaux curieux. — Collection d'antiques et
d'histoire naturelle. — Lieu des séances de la société
d'histoire naturelle.

Le public y est admis les mardis, jeudis, dimanches
et jours de fête, savoir : du 1er avril au 1er octobre,
de 6 à dix heures du matin, et de 4 heures à la nuit ;
le reste de l'année, de 10 heures à 4. Les étrangers
peuvent le visiter tous les jours en s'adressant au con-
cierge.

La route de la Boisse, bordée de peupliers et de
platanes, et très animée par le voisinage de la gare du
chemin de fer Victor-Emmanuel.

ENVIRONS DE CHAMBÉRY.

82. — Les étrangers qui viennent à Chambéry font
en général une excursion dans ses environs, parsemés
de points de vue aussi beaux que variés ; ils visitent
particulièrement :

Les Charmettes. On arrive en 30 minutes, par une
belle route ombragée et carrossable, à l'ancienne habitation de J.-J. Rousseau, qui y passa les premières
années de sa jeunesse avec Madame de Warens.

A l'arrivée des premiers commissaires de la conven-
tion nationale, en 1792, Hérault de Séchelles, qui en
était membre, fit effacer les armoiries placées au-dessus
de la porte d'entrée de cette maison, pour y substituer
l'inscription suivante, qui existe encore aujourd'hui :

Réduit par Jean-Jacques habité,
Tu nous rappelles son génie,
Sa solitude et sa fierté,
Et ses malheurs et sa folie.
Aux arts comme à la vérité
Il osa consacrer sa vie,
Et fut toujours persécuté.
Ou par lui-même ou par l'envie.

On voit encore, dans le salon, une montre qui, dit-on, a appartenu à J.-J. Rousseau ; la chambre qu'il a occupée, et celle de Madame de Warens. Un registre est à la disposition des étrangers pour y inscrire leurs pensées et leurs noms. Cette demeure est aujourd'hui la propriété de M. Raymond, ancien professeur de mathématiques.

83. — *Buisson-Rond.* Joli parc à 10 minutes de la ville, propriété de la famille de Boigne. C'est une fraîche et charmante villa, que domine une tour ronde bâtie au sommet d'un rocher.

84. — *Cascade du Bout du monde.* Située à 3 kil. 1/2, à la papeterie de Leysse, propriété de M. Forest. Après une pluie prolongée, cette cascade offre un aspect des plus grandioses et des plus imposants.

85. — *Cascade de Couz.* A 5 kil. 1/2 de Chambéry, sur la route qui conduit aux Echelles en passant par la *grotte,* et que J.-J. Rousseau a appelée *la plus belle cascade* qu'il ait vue de sa vie. A cause de son extrême hauteur, l'eau se divise, tombe en poussière, et produit

un effet admirable. Le chemin qui y conduit est agréable et pittoresque.

86. — *Château de la Motte.* A 4 kil. de Chambéry, propriété de M. le marquis Léon Costa de Beauregard, président de l'Académie impériale des sciences de Savoie et du conseil général. On y admire, outre la beauté du parc et le château vraiment princier, une chapelle gothique, un nouveau musée, une collection d'histoire naturelle, de nombreux et précieux tableaux et une foule d'objets d'art.

Dans le village même de la Motte se trouve un superbe pensionnat, dirigé par les frères de l'école chrétienne, pouvant contenir au moins 200 élèves, et spécialement destiné aux jeunes gens qui ne veulent pas suivre les carrières supérieures.

87. — *Abîmes de Myans.* A 10 kil. par la route d'Italie, et en 15 minutes par le chemin de fer Victor-Emmanuel, qui dépose les voyageurs à la station de Grenoble, distante de 10 minutes du monastère. On aperçoit depuis la route une grande échancrure de la montagne de Grenier, due à un éboulement qui paraît avoir eu lieu le 24 novembre 1249, sous le règne de Thomas Ier, comte de Savoie. Suivant la chronique, la petite ville de Saint-André et plusieurs villages furent abîmés et périrent dans cette affreuse catastrophe.

Une chapelle échappa au désastre. Consacrée depuis sous le nom de *Notre-Dame de Myans*, représentée par une statue élevée au sommet de l'Eglise, elle est un but de pèlerinage très fréquenté, surtout le 8 septembre, fête patronale, qui y attire chaque année une

affluence considérable de toutes les parties de la
Savoie.

88. — Une fois à Myans, on peut, en suivant le chemin de fer jusqu'à St-Pierre d'Albigny et Chamousset,
visiter les ruines de Miolans et les tours de Montmayeur, qu'on aperçoit de la route.

Les ruines du château de Miolans sont situées un
peu au delà de St-Pierre, sur un rocher à pic. C'est un
antique manoir de la famille des Miolans-Montmayeur,
l'une des plus anciennes de la Savoie. Il fut transformé
en 1694 en prison d'état, d'où, malgré sa position, un
prisonnier parvint à s'échapper en se laissant glisser
le long du rocher à pic, au moyen de ses draps réduits
en corde. — De la terrasse, on découvre toute la vallée
de l'Isère, l'entrée de celle de l'Arc, etc.

Les tours de Montmayeur, à 3 heures de Chamousset ou de Montmélian, sont les restes d'un ancien château féodal qu'on aperçoit à une grande distance.
Suivant la légende, le dernier seigneur de ces lieux,
sur le point de perdre un procès important au sénat
de Savoie, invita le premier président à dîner et lui fit
trancher la tête. Il mit ensuite cette tête dans un sac à
paperasse, semblable à ceux des plaideurs du pays, il
la porta lui-même au sénat en séance, et la lança sur
la table en disant : « Voilà les dernières pièces de mon
procès. » Il disparut, et jamais on n'a pu découvrir
le lieu de sa retraite.

Etant à St-Pierre d'Albigny, on peut, en une heure
1/2, monter le *col du Frêne*, situé à 1135 m. au-dessus
du niveau de la mer. La route est belle et carrossable,

On jouit du sommet de ce col d'une vue des plus admirables, qui embrasse toute la vallée de Chambéry, celle de Montmélian, les montagnes des Bauges, etc.

89. — *La grande Chartreuse.* La vue de ce monastère, après une course dans les bois pour y arriver, produit une impression des plus vives. Aucune voix humaine ne se fait entendre : c'est le silence de la mort !

L'ordre des Chartreux fut fondé par saint Bruno, qui vint se fixer en 1084 dans le désert de la grande Chartreuse avec six compagnons ; mais ce ne fut qu'en 1676, à la suite de plusieurs établissements naissants, que s'élevèrent les constructions actuelles. Le cloître est un rectangle dont les grands côtés ont 224 mètres de long ; il est éclairé par 130 arcades. Le cimetière en occupe le centre. Les hommes seuls peuvent y entrer, manger et passer la nuit. Le prix des chambres et des repas est des plus modiques. Les dames mangent et logent dans l'*infirmerie*, belle maison voisine à deux étages, renfermant 40 lits et 2 réfectoires. La bibliothèque se compose de près de 6,000 volumes. L'église, décorée simplement, est divisée en deux parties par une boiserie à claire voie, l'une pour les religieux ou prêtres, qu'on nomme *pères*, l'autre pour les *frères*, qui s'occupent du service de la maison.

90. — *Chapelle de Saint-Bruno.* Située à une petite distance du couvent, sur le sommet d'un rocher, où saint Bruno établit sa cellule à son arrivée en 1084. La chapelle actuelle a été fondée en 1640, par Jacques de Merly, évêque de Toulon.

Le Grand-Som. A 3 heures du monastère (2 heures

pour descendre ; on peut se procurer au couvent des guides et des vivres pour cette course, qui offre des sites abruptes, pittoresques et variés. Son sommet est à 2,048 mètres au-dessus du niveau de la mer, la grande Chartreuse étant à 955 mètres. On y jouit d'un panorama des plus beaux, et, avec de bonnes lunettes, on aperçoit Lyon, la vallée du Graisivaudan, les montagnes de la Maurienne, le lac du Bourget, le mont du Chat, etc. *

Pour arriver à Saint-Laurent du Pont, on peut prendre une voiture de louage, ou profiter des diligences de Grenoble qui partent chaque jour de Chambéry (93). Le prix des places est de 3 fr. et 3 fr. 50 de Chambéry à Saint-Laurent.

Il y a aussi de Grenoble deux départs directs par jour pour la grande Chartreuse, à 6 heures du matin et à 1 heure 1/2 du soir. — Trajet en 5 heures.

94. — *Le Pas de la Fosse.* On construit actuellement, pour être achevée dans cinq ans, une route

---

* La grande Chartreuse étant chaque jour d'été visitée par un assez grand nombre d'étrangers, on ne lira pas sans intérêt les dispositions suivantes, récemment prises par M. le maire de Saint-Laurent du Pont, ensuite d'un arrêté de police approuvé le 5 mai 1862 par le préfet de l'Isère, dans le but de prévenir le retour des événements malheureux survenus sur le chemin du couvent, et de tarifer le prix des transports ainsi que le salaire des guides :

Nul ne peut affecter une voiture au transport public de personnes entre Saint-Laurent du Pont et la grande Chartreuse s'il n'est préalablement reconnu que cette voiture est dans un bon état de solidité, que l'attelage de

nouvelle qui conduira directement à la grande Chartreuse, et en 5 heures depuis Chambéry, par Montagnole, Eperney, Entremont-le-Vieux et Entremont.
Déjà un tunnel de 120 mètres vient d'être ouvert entre
Montagnole et Eperney, au lieu dit *Pas de la Fosse*,
à 1 heure 1/2 de Chambéry. De ce point un magnifique
panorama se présente à la vue ; on découvre le mont
Blanc; la chaîne des Alpes, une partie de la vallée du
Graisivaudan et tout le lac du Bourget.

Cette route nouvelle fait partie de plusieurs autres
destinées à relier entre elles des communes monta-
gneuses importantes, et à rendre carrossables des chemins dont la plupart ne peuvent être pacourus qu'à
pied ou à mulet. Cette immense amélioration, l'un des
bienfaits de l'annexion, est due à l'incessante et active
initiative de M. Dieu, préfet du département, qui a
déjà sollicité et obtenu du gouvernement impérial tant
d'autres avantages d'une non moindre importance.

cette voiture est formé de chevaux ou mulets parfaitement sûrs, exempts
de vices ou de maladies et en état de faire le service, enfin, que le conducteur est âgé de 18 ans au moins, d'une bonne moralité et apte à ce service.

Nul ne peut employer des bêtes de selle (chevaux ou mulets) au
transport des voyageurs entre Saint-Laurent du Pont et le monastère,
s'il n'a été reconnu : 1º que ces bêtes sont parfaitement sûres, exemptes
de vices ou de maladies et propres à un tel service ; 2º que les guides
destinés à conduire lesdites bêtes conviennent pour ce service par
leur âge, leur moralité et leur conduite.

Les voitures, les attelages, les bêtes de selle, les conducteurs et les
guides dont l'emploi sera autorisé, feront l'objet d'un titre spécial, qui
devra être représenté à toute réquisition.

Le prix du transport par voiture, de Saint-Laurent du Pont au monas-

PRINCIPAUX ÉTABLISSEMENTS INDUSTRIELS. —
RENSEIGNEMENTS DIVERS.

92. — *Banques. V. Python*, en face du théâtre ;
Longue frères, derrière le théâtre ; *Anthonioz et Gillet*, place métropole ; *Banque de Savoie, Comptoir d'escompte*, place Saint-Léger.

Hôtels : de la Poste, de l'Europe, du Petit-Paris, faubourg Montmélian ; *de France*, quai Nezin, près la gare du chemin de fer ; *des Princes*, place octogone.

Restaurateurs. Chevalier, rue de la Métropole, très réputé ; *Dorlut*, place Métropole ; *Hottot*, sur les boulevards, etc.

Cafés. Grand café, café de la Perle, place Saint-Léger ; *Barandier*, sous les Portiques ; *Dardel*, place Octogone ; *café de la Colonne*, Boulevards,

Roulage. Ch. Longue fils, près du théâtre. Services

tère (aller et retour), est fixé à 8 francs, qu'il s'y trouve une ou deux personnes ; le prix de chacune d'elles étant, dans ce dernier cas, de 4 fr. seulement. Ce prix est fixé à 4 fr. par personne lorsque la même voiture transportera plus de deux voyageurs ; le prix sera doublé pour toute personne qui séjournera plus de deux heures et quatre au plus à la Chartreuse.

Le prix du transport par bête de selle (cheval ou mulet), aller et retour, est fixé à 4 fr.; le salaire du guide ou conducteur de bête de selle, est fixé à 2 fr.

Ces prix seront doublés pour tout voyageur qui, séjournant plus de 2 heures et 4 au plus à la grande Chartreuse, voudra y retenir sa monture pour le retour.

spéciaux du mont Cenis ; correspondance des messageries impériales ; entreprise générale de transports à grande et petite vitesse.

Bains. Dans les dépendances de *l'hôtel de l'Europe*. Établissement qui s'achève, bien agencé, réunissant l'utile au confortable. Baignoires en fonte émaillée ; appareils particuliers pour douches et bains médicamenteux.

Modes. Mesdames : *Rey Augustine,* place Saint-Léger, 60 ; *Palestre,* id, 83 ; *Dessaix,* boulevard du théâtre ; *Meurianne,* rue Métropole, 3.

Parfumerie, coiffure, travaux en cheveux. Baujat, *Bressot,* sous les Portiques ; *Portiglia,* rue Juiverie ; *Charvet, Claudius, Rubin,* place Saint-Léger ; *Jandet,* rue Croix-d'Or ; *Girod,* rue d'Italie, etc.

Agent d'affaires. Hector Julien, place St-Léger, 61. *Union de la Savoie,* comptoir de renseignements commerciaux et de contentieux, pour la France et l'étranger.

Voitures. On en trouve d'abord dans tous les hôtels, ensuite chez *Pierre Lasauge,* Porte-Reine ; *Julian,* rue du Lycée ; *Débrou,* faub. Montmélian, etc. La journée d'un char et d'un cheval, avec conducteur, est de 8 à 12 fr., suivant la course ; la demi-journée, de 5 à 7 fr. Une voiture à deux chevaux, pour la journée, 20 fr.

93. — *Diligences pour Lyon, Grenoble et l'Italie.* Bureau central, Degat et Cie, place St-Léger.

Pour Lyon, par le Pont-Beauvoisin, jusqu'à Bourgoin ; de là, chemin de fer jusqu'à Lyon. Départ tous les jours à 8 heures 1/2 du soir. Prix des places : 8 et 11 fr.; trajet en 8 heures.

Pour Grenoble, par Voiron. Deux départs par jour, à 11 heures du matin et à 3 heures 1/2 du soir. Chemin de fer depuis Voiron. Trajet en 5 heures 1/2 ; prix des places : 4 fr. 50 c. et 5 fr. 50 c.

Bureau des Berlines-postes, grande rue d'Italie, près l'hôtel de la Poste.

Pour Grenoble, par la vallée du Graisivaudan, tous les jours, à 7 heures et à 11 heures du matin. Trajet en 4 heures 1/2.

Pour Turin. 1er train du matin, passant le mont Cenis de jour; train-poste, à 11 heures du matin. Trajet en 14 heures et 40 minutes, y compris le parcours de terre de St-Michel à Suse, en 7 heures. Prix des places : 1res, 44 fr. 40 c.; 2es, 33 fr.; 3es, 25 fr.

Ces Berlines, nouvellement établies, remplissent toutes les conditions de confort et de solidité désirables. Le service en est bien conduit, le trajet accéléré.

CERCLE-DE CHAMBÉRY.

94. — Ce Cercle, fondé en 1848, est composé de plus de 150 membres, et compte parmi ses abonnés les premières autorités civiles, militaires et administratives. Récemment réparé avec un grand luxe, il offre aux étrangers un moyen fort agréable de distraction et de repos. Il suffit de s'y faire présenter par un membre, pour en jouir gratis pendant un temps qui peut aller jusqu'à 30 jours. On y reçoit plus de 30 journaux français, italiens et belges, tant politiques que scienti-

fiques et littéraires. — Salles de jeu, de lecture, de billard, salons de conversation. — L'abonnement est de 50 fr. par an, outre un droit d'entrée de 25 fr. Des abonnements de 5 fr. par mois sont accordés aux militaires, sans aucun droit d'entrée.

PRODUITS SPÉCIAUX DU PAYS.

95. — *Gazes de Chambéry*. Je me bornerai à mentionner ici cette fabrique située derrière la caserne d'infanterie, au-dessous de la fontaine St-Martin. Ces gazes, en soie ou en soie et laine, sont très réputées, et d'un aspect des plus gracieux. Le monde élégant de Paris en fait une grande consommation, et, pendant la saison d'été, les baigneurs d'Aix et les étrangers en font de nombreuses emplettes. Il s'en exporte dans presque toute l'Europe. Les prix varient de 3 à 8 fr. le mètre de 50 centimètres de largeur ; les robes de 3 fr. 50 et 4 fr. sont les plus demandées.

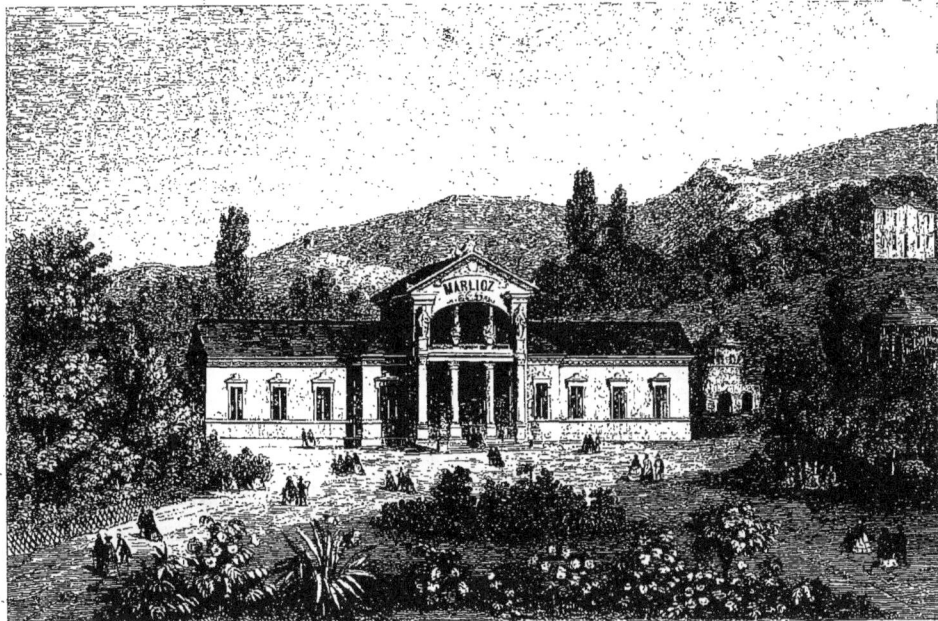

ÉTABLISSEMENT THERMAL DE MARLIOZ

Salles d'Inhalation & de Pulvérisation.

II.

ÉTABLISSEMENT THERMAL DE MARLIOZ.

HISTORIQUE.

96. — Marlioz est un petit hameau situé dans un lieu d'élection à 1,200 mètres d'Aix, en face de la ravissante colline de Tresserve. Entièrement détruit dans la nuit du 2 au 3 février 1861, il est aujourd'hui complétement reconstruit à neuf sur le même emplacement.

Sur l'ancienne propriété de feu le colonel Chevillard, aujourd'hui celle de M. Billet Barthélemi, de Savoie, habitant à Madrid, sourdent les *sources sulfureuses froides, alcalines, iodurées et bromurées de Marlioz.* Leur origine remonte à une époque assez reculée, et l'usage partiel qui en avait été fait de tout temps par des malades atteints de dartres, de scrofules, etc., indi-

5

quait que la thérapeutique avait là une immense ressource, dont le pays en général et Aix en particulier
devaient retirer les plus grands avantages.

97. — En effet, les eaux d'Aix et de Marlioz ont
entre elles une telle connexité que leur histoire chimique et médicale est désormais liée d'une manière
intime. Si les premières sont sans rivales par leur
volume, si elles jouissent d'une température excep-
tionnellement appropriée aux bains, aux douches, etc.,
elles avaient à redouter l'influence des eaux étrangères
plus riches en soufre ; mais la nature prévoyante
avait réservé à ces thermes un moyen puissant de se
garantir d'une aussi redoutable concurrence. Ce moyen
réside dans l'annexe, importante pour Aix, des sources
de Marlioz, plus sulfureuses que celles des Pyrénées
et autres si justement réputées, qui, malgré l'éloigne-
ment, la position et le climat peu favorable de la plupart d'entre elles, n'attirent pas moins chaque année
une affluence considérable de baigneurs; en outre, de
plus que ces dernières, les eaux de Marlioz contiennent
de l'iode et du brome (99), dont on connaît les vertus
dépuratives, cicatrisantes et fondantes, et le principe
sulfureux s'y trouve en grande partie combiné à une
base alcaline, ce qui permet de les transporter au loin
sans dommage pour leurs principes essentiels.

J'ai dit précédemment que l'origine des sources de
Marlioz remontait à une époque assez reculée, mais
elles n'ont sérieusement attiré l'attention des médecins
que depuis la première analyse que j'en ai faite et

publiée en 1838 *. Déjà alors je fis ressortir toute l'importance de ces eaux pour Aix, en même temps que je prédisais leur succès d'aujourd'hui.

Le premier captage des eaux de Marlioz remonte à 1850 ; il est dû à MM. Georges de Saint-Quentin et Regaud ; il n'y avait alors qu'une *buvette*. Depuis que M. Billet est devenu propriétaire du château et des sources, la transformation a été rapide et complète, et Marlioz compte aujourd'hui parmi les établissements thermaux les plus utiles et les plus gracieux de l'Europe.

NOMBRE ET NOMS DES SOURCES.
ANALYSE.

98. — Il existe trois sources à Marlioz :

1° *Source d'Esculape*, servant à la boisson et aux bains. Elle marque 30 degrés sulfydrométriques, c'est-à-dire qu'elle est 4 fois plus sulfureuse que les eaux de Bonnes, de Cauterets, de Saint-Sauveur, de Barèges, etc. L'eau arrive dans un immense bassin hermétiquement fermé, qui en contient 20,000 litres, et se remplit aujourd'hui, ensuite d'un nouveau captage, à raison de 8,600 litres environ par 24 heures.

La pièce qui renferme ce bassin est masquée par une grotte des plus coquettes, servant de buvette aux nombreux malades qui viennent chaque jour boire

.* Voyez mon *Analyse chimique des eaux d'Aix en Savoie*, pages 271 à 277.

l'eau à la source ; au-dessus est un vaste salon de repos et de lecture, d'une architecture très pittoresque.

2° *Source Adélaïde.* Placée au nord à 50 mètres de la première, et en l'état aussi sulfureuse que les autres ; elle promet de le devenir beaucoup plus par un nouveau captage, car déjà, à une certaine époque, je lui ai reconnu 40 degrés sulfhydrométriques.

3° *Source Bonjean* *. Située au midi, à 80 mètres environ des salles d'inhalation (104) qu'elle alimente, et aussi sulfureuse que la source d'Esculape, elle sourd de bas en haut par le seul effet de la pression naturelle. L'eau arrive dans un bassin en forme de tourelle, de six mètres de profondeur, et contenant 20 mille litres d'eau.

Ces trois sources réunies peuvent donner 18 à 20 mille litres d'eau en 24 heures.

Leur température est, en tout temps, de 14 degrés centigrades.

99. — D'après l'analyse que j'en ai faite, l'eau

* C'est le 3 août 1857 qu'a eu lieu, par une fête splendide, l'inauguration de la source à laquelle on m'a fait l'insigne honneur de donner mon nom. Qu'il me soit permis de rappeler ici un passage de l'allocution prononcée à ce sujet par M. l'intendant Dupraz, alors commissaire royal près l'établissement thermal d'Aix :

« Il est juste de récompenser les hommes de science qui lui « consacrent leurs veilles, car ils ont bien mérité de la patrie.
« Sur le désir qui m'en a été exprimé par M. Billet, et d'accord
« sur ce point avec M. le commandeur Magenta, intendant,

de Marlioz contient, par litre ou mille grammes :

Principes gazeux :	Centim. cubes.
Acide sulfhydrique libre.............	6,70
Acide carbonique..................	4,64
Azote	9,77

Principes fixes :	
Sulfure de sodium..................	0,20400
Carbonates, de chaux...............	0,18600
tous de magnésie............	0,01200
primitivem[t] de fer..................	0,01300
à l'état de de soude	0,09900
bi-carbonates de manganèse..........	0,00100
Sulfates.... de soude	0,04300
de chaux	0,00200
de magnésie...........	0,02800
de fer.................	0,01000
Chlorures .. de magnésium..........	0,01900
de sodium.............	0,01800
Iode.. à l'état d'iodure et de brom[e] alcalins	0,00190
Brome	0,00005
Silice, à l'état de silicate alcalin	0,00600
Glairine..................	quantité indé-terminée
Perte.................	0,01700
Total.......	0,42900

« général (préfet) de la division, président de la commission
« supérieure des bains, j'ai voulu donner un témoignage public
« d'honneur et de sympathie à celui de nos concitoyens qui a
« le plus fait pour propager, par ses travaux scientifiques, la
« connaissance des eaux minérales du pays : qui, le premier, a

PROPRIÉTÉS MÉDICALES.

100. — Prises en boisson, les eaux sulfureuses de Marlioz ont pour effet primitif de fortifier l'estomac et d'augmenter l'activité de ses fonctions, et pour effet secondaire, en passant dans le torrent de la circulation, d'agir diversement, suivant la manière dont on les boit et la quantité qu'on en prend.

L'expérience leur a reconnu une grande efficacité dans les affections suivantes :

1° Affections catarrhales des poumons et de la vessie ;

2° Maladies de la peau ;

3° Engorgement chronique des glandes, viscères et articulations ;

4° Maladies générales, cachexies, rachitisme, rhumatisme, goutte, etc. ;

5° Gravelle ou maladie de la pierre ;

6° Affections chroniques de l'utérus ;

7° Leucorrhée et pâles couleurs ;

8° Syphilis ancienne et constitutionnelle ;

9° Maladies des yeux ;

10° Vieux ulcères avec carie des os, et en général dans toutes les maladies du système lymphatique.

« fait l'analyse et la réputation des sources de Marlioz. Je pro-
« pose donc de donner à la source nouvelle le nom de source
« BONJEAN, afin de perpétuer à la fois et la reconnaissance du
« pays et le nom de celui qui a su s'en rendre digne.» (*Gazette de Savoie* du 5 août 1857.)

Il faut ajouter les affections des voies respiratoires, au moyen des inhalations froides gazeuses (111).

101. — De même que les eaux de Vichy, les eaux de Marlioz exercent une action puissante sur les urines ; elles les rendent alcalines, et en font disparaitre l'acide urique qui s'y dépose dans certaines affections de la vessie ; ainsi que je l'ai démontré par des expériences physiologiques entreprises sur moi-même, l'alcalinité ne se borne pas aux urines, elle s'étend à la transpiration et aux sécrétions.

102. — Le *manganèse*, l'*iode* et le *brome*, que j'ai découverts dans les sources de Marlioz, jouent un rôle important dans la thérapeutique des eaux minérales.

Le manganèse a été recommandé dans le traitement des maladies du sang quand le fer, employé jusqu'ici dans ce but, est impuissant à les combattre. Par des travaux importants (*Gazette médicale de Paris*, 1849). M. le docteur Petrequin, de Lyon, a confirmé et sanctionné cette propriété médicale du manganèse, comme adjuvant du fer, toutes les fois qu'il s'agit de régénérer un sang appauvri.

L'iode et le brome possèdent une action toute spéciale dans certaines affections du sang ; la seule présence de ces corps dans une eau minérale suffirait à en assurer le succès.

103. — En dehors de la boisson, l'eau de Marlioz est encore utilisée à Aix pour augmenter le degré de sulfuration de ses eaux thermales, de manière à obtenir de suite, moyennant la faible augmentation de 50 c., un bain de Barèges, de Bonnes, de Cauteéts, etc.

SALLES D'INHALATION GAZEUSE FROIDE.

104. — Depuis quelques années la thérapeutique
dès eaux minérales s'est enrichie d'un nouveau mode
de les administrer à l'intérieur ; je veux parler des
salles de respiration ou *d'inhalation* pour faire res-
pirer aux malades de la poitrine les gaz de l'eau minérale, l'acide sulfhydrique (hydrogène sulfuré) principalement, à la température de l'atmosphère, et sans
être mêlés à des vapeurs aqueuses. Par ce moyen, le
malade respire un air chargé de tous les principes minéralisateurs de l'eau elle-même, et le remède se trouve en contact permanent avec le siége du mal, le la-
rynx, le pharynx, les bronches, etc.

L'application première de ce nouveau moyen de
guérison est due aux efforts combinés de MM. Nièpce,
Sales Girons, Jules François, de Flubé, Lambron et
Corvisart ; et c'est M. le docteur Petrequin qui , le
premier, a appelé l'attention des médecins d'Aix sur
l'utilité des inhalations froides gazeuses des eaux de
Marlioz, plus riches en soufre que celles des établissements similaires d'Allevard, Pierrefonds, etc.

Sur les désirs que lui en manifesta le corps médical
d'Aix, M. Billet s'empressa de créer, en 1857, une première salle d'inhalation. Les premiers succès dépas-
sèrent les espérances, et amenèrent bientôt à Marlioz
une telle affluence de malades que, au bout de trois ans,
cet établissement ne suffisait plus à leurs besoins.

La commission médicale d'Aix exprima donc le vœu d'un établissement plus grandiose et plus complet. M. Billet n'hésita pas à s'imposer de nouveaux sacrifices dans l'intérêt de son pays ; et, avec un patriotisme qui l'honore, il prit immédiatement des mesures pour réaliser ce projet.

Deux ans après, l'édifice était achevé !

105. — Le 23 juin 1861, une commission d'ingénieurs et de médecins se rendait d'Aix à Marlioz pour constater que la section thermale d'Aix-les-Bains allait s'enrichir et recevoir une importance nouvelle du fait de la mise en fonctionnement du nouvel établissement de Marlioz ; et, le 3 août suivant, cet établissement était inauguré par une fête vraiment princière, avec un banquet de 200 couverts, présidé par M. Dieu, préfet du département, et honoré de la présence de toutes les principales autorités civiles, militaires et administratives [*].

[*] Je ne puis passer sous silence une partie du discours prononcé à ce banquet par M. le préfet, qui s'est plu à rendre un public et éclatant hommage à M. Billet, ainsi qu'à l'auteur de ce modeste ouvrage, pour leur part relative dans cette œuvre d'utilité publique.

« Vous connaissez l'histoire, récente encore, des eaux de Mar-
« lioz. Avant 1850, ces lieux, aujourd'hui transformés par l'art,
« rendus précieux à la santé publique, ne présentaient que des
« champs cultivés, et personne, à l'exception de quelques tou-
« ristes, n'avait soupçonné la valeur des minces filets d'eau qui
« en découlaient. Il appartenait à un chimiste distingué de la
« Savoie de donner à quelques observations fortuites et isolées

106. — Cette magnifique création, où tout est nouveau, est due à la collaboration de deux praticiens distingués à divers titres, MM. Jules François, ingénieur des mines, chargé du service des eaux minérales de France, et Bernard Pellegrini, architecte de la ville de Chambéry. Elle est assise à flanc de coteau, près des eaux qui l'alimentent, et fait face à la superbe et riante colline de Tresserve. Les trois sources de Marlioz concourent à cette alimentation, et le nouvel établissement, installé sur des bases larges et somptueuses, satisfait amplement aux indications et à la pratique médicales pour lesquelles les eaux de Marlioz sont reconnues spécifiques.

Au centre de l'édifice, dont l'élégante façade est richement sculptée, un grand vestibule, flanqué de la salle des médecins et du salon d'attente, ouvre à droite

« la consécration d'analyses sérieuses et décisives. En parlant
« de Marlioz, il est impossible de ne pas mentionner, avec les
« éloges qu'elle mérite, la part considérable que M. Bonjean
« a prise à la naissance et au progrès de l'établissement.

« Mais, si fortes que fussent des convictions puisées dans
« l'étude approfondie de ces eaux, il fallait, pour réaliser un
« tel projet, le concours de capitalistes animés par un mobile
« plus élevé que celui de l'intérêt. L'esprit de spéculation,
« abandonné à lui-même, pouvait hésiter devant les chances
« incertaines d'une semblable entreprise. Elle a tenté le patrio-
« tisme d'un Savoisien établi au-dehors, demeuré fidèle au
« culte de la patrie. M. Billet Barthélemi, de Madrid, a voulu
« associer son pays natal au succès de ses affaires personnelles,
« et, par cette création, qui doit concourir à la prospérité publi-

et à gauche sur deux grandes salles d'inhalation, pourvues de vestiaires. Ce vestibule, admirablement peint, est orné de quatre glaces d'une grande dimension ; dans le fond, la buvette et ses *gargarisoirs*. Enfin, derrière la buvette, la salle des douches de la gorge et de la face (109).

107. — La buvette est appropriée de manière à fournir l'eau sulfureuse sodique sans altération, soit à la température normale et constante de 14 degrés centigrades, soit à telle température que précise l'indication médicale. L'eau minérale y est chauffée sans aucune altération de ses principes minéralisateurs natifs, par des moyens nouveaux dérivant d'appareils dont le siège est dans le soubassement ; ce qui n'est pas la partie la moins intéressante de l'édifice. Les malades trouvent donc à Marlioz de l'eau minérale chaude

« que, il assure à son nom un honneur durable. Sous la direc-
« tion de M. Billet Bernardin, son frère, Marlioz est rapidement
« devenu ce que nous le voyons aujourd'hui, une annexe très
« précieuse des thermes d'Aix. Déjà, messieurs, l'expérience a
« confirmé les données théoriques de la science ; déjà des gué-
« risons nombreuses, importantes, montrent ce que peut en
« attendre la santé publique ; déjà, enfin, les succès obtenus
« sont un présage assuré de l'avenir. Ainsi, comme il arrive
« souvent par un admirable dessein de la providence, les fon-
« dateurs pourront trouver en même temps, avec la considéra-
« tion qui s'attache aux œuvres utiles, la juste rémunération
« de leurs efforts et de leurs capitaux. *(Courrier des Alpes*, 7
« août 1861, où se trouve en détail la relation de cette char-
« mante fête.)

pour le cas où l'eau minérale froide serait contre-in-
diquée, soit par la nature de la maladie, soit par l'état
de sueur dans lequel on peut arriver à l'établissement
après une course à pied. Ce problème, vivement désiré
par les médecins, offrait de sérieuses difficultés ; il est
pleinement résolu.

108. — Les deux salles d'inhalation, meublées avec
luxe, ont à leur centre un bassin de marbre blanc,
du milieu duquel une gerbe à jets tenus s'élève et se
brise contre un disque conique, pour retomber en
pluie fine sous forme de *poussière*. Il en résulte le mé-
lange immédiat, avec l'atmosphère des salles, d'une
quantité facultativement réglée de gaz sulfhydrique
(hydrogène sulfuré), dont la présence est facilement
constatée par la coloration immédiate, en brun noir,
des objets en argent, en plomb ou en cuivre qui s'y
trouvent exposés. Aussi, pour parer à cet inconvénient,
M. Billet vient de faire recouvrir en platine, malgré le
haut prix de ce métal, toutes les surfaces métalliques
en contact avec le principe sulfureux de l'eau minérale.

L'inhalation est installée dans des conditions de
perfection et de confort inconnues jusqu'ici ; et, des
fenêtres des salles le regard des malades peut se promener sur des échappées de vue d'une magnificence
réelle.

On ne se mouille pas dans ces salles, comme dans
celles de vapeurs chaudes. On y entre à toute heure,
avec toute espèce de toilette ; on peut, comme chez
soi, y travailler, lire, etc.

Le prix de la séance, qui comprend six heures consécutives, est de 1 franc, 50 c.

109. — La salle des douches de la gorge et de la face appelle surtout l'attention par l'élégance et les dispositions perfectionnées et nouvelles des appareils, qui sont une heureuse combinaison du robinet à rainure de M. le docteur Salles Girons, inspecteur des eaux de Pierrefonds, de la palette concave de M. le docteur Lambron, et des oganes divers dûs à M. l'ingénieur Jules François. Ces douches s'adressent soit à la bouche, à l'arrière-gorge, jusqu'aux régions du pharynx, soit au nez, aux oreilles, aux yeux, à l'ensemble de la face, avec une facilité et une commodité qui surprennent. Elles sont à jets directs ou à gouttelettes réfléchies, agissant sous une pression qui varie de une à cinq atmosphères, et à la température précisée par la pratique médicale.

Somme toute, ce nouvel établissement de Marlioz résume une création aussi ravissante qu'utile ; il présente, dans son ensemble et dans ses détails, toute une série de dispositions et d'engins perfectionnés, offrant un cachet de nouveauté toute spéciale.

110. — Le 4 octobre 1861, profitant d'une tournée faite en Savoie dans le but d'activer l'exécution de travaux importants et vivement désirés, son excellence M. Rouher, ministre de l'agriculture et du commerce, a honoré l'établissement de Marlioz d'une visite, accompagné de Mme et de Mlles Rouher, de M. le préfet du département, de MM. les inspecteur et sous-inspecteurs de l'établissement thermal d'Aix, et de

divers ingénieurs en chef des mines. M. le ministre a examiné en détail toutes les parties de ce nouvel édifice; il en a paru très satisfait, et il s'est plu à en féliciter sincèrement M. Billet ainsi que les ingénieurs et architectes qui ont concouru à cette œuvre importante.

111. — L'atmosphère purement gazeuse des salles d'inhalation produit une action médicale que MM. les docteurs Petrequin, Bonnet, Gensoul, Bouchacourt, Grosnier, Bouchet, Tessier, Soquet et autres praticiens distingués de Lyon, ont d'abord constatée sur de nombreux malades, et que leurs confrères d'Aix n'ont pas tardé à confirmer par eux-mêmes. C'est, d'après ces divers médecins, un puissant moyen de guérison contre les affections chroniques de la poitrine, le catarrhe bronchique, l'angine dite glanduleuse, l'asthme, la phthisie avec crachats sanguinolents, les bronchites, les pharyngites, les laryngites, les toux nerveuses, l'hémoptysie hémorroïdale, etc. Enfin, ces émanations sulfureuses froides conviennent surtout aux personnes d'un tempérament sanguin et nerveux, qui, par leur irritabilité ou par l'état d'acuité de leurs maladies, ne doivent pas être exposées à l'action trop stimulante des vapeurs chaudes; elles sont surtout recommandées lorsqu'il y a indication d'agir sur la surface cutanée, en même temps que sur les muqueuses, ainsi que toutes les fois que l'affection des organes respiratoires est liée à une suppression de transpiration, ou à la disparition d'un exanthème.

Déjà des cures remarquables, inespérées, se sont opérées, *sous cette seule influence*, dans ce genre de maladies, et ont ainsi fait, en peu de temps, la juste réputation dont Marlioz jouit aujourd'hui.

112. — Marlioz est maintenant transformé en une délicieuse oasis, et offre aux étrangers qui s'y rendent en foule le plus agréable but de promenade, de distraction et de repos. Cette transformation a été admirablement dirigée par M. Billet Bernardin, frère du propriétaire, avec une entente et un goût qui feraient honneur aux hommes spéciaux les plus compétents en l'espèce.

On trouve à Marlioz de frais ombrages, des bancs et des siéges, des salons de repos avec les journaux du pays et quelques autres, des jeux de récréation, etc ; la vue est charmée par la nature des plantations de tout genre, animées par des pièces d'eau de grandeurs et de formes diverses. Aussi, ce ne sont pas seulement les malades qui s'y rendent, on y voit encore de nombreuses familles venir s'y abriter des ardeurs du soleil, pour jouir du magnifique point de vue qui se déroule en face des sources, comme de l'animation produite dans cette charmante villa par un mouvement continuel d'étrangers.

Dès le matin, de bonne heure, les baigneurs y vont d'Aix à pied ou à âne pour jouir d'une promenade salutaire. Depuis midi jusqu'à six heures du soir, c'est une foule continuelle amenée par des voitures particulières, ou par les deux vastes et élégants omnibus qui font, chaque jour, et tous les quarts d'heure, le trajet d'Aix à Marlioz en huit minutes, pour le prix de 60 centimes par personne, aller et retour.

En publiant, en 1838, la première analyse de ces eaux, j'exprimai le besoin d'une avenue plantée d'arbres, pour franchir à pied, et à toute heure du jour, la distance de 20 minutes qui sépare Aix de Marlioz, parce que l'exercice est un puissant auxiliaire du traitement thermal.

Grâce à la munificence du gouvernement impérial, à qui la Savoie est déjà redevable de tant de dotations utiles, on construit en ce moment, d'Aix à Marlioz, de chaque côté de la route, un large trottoir, qui sera orné d'une rangée d'arbres et se reliera avec le boulevard que M. Billet a récemment créé le long de l'élégante grille, d'un kilomètre de longueur, qui clôt de ce côté sa magnifique propriété.

Disons donc, en terminant, que tant d'avantages réunis ne se trouvent dans aucun autre établissement similaire, et que, si l'on sait en tirer parti, Aix ne tardera pas, vu l'importance de Marlioz, à voir considérablement augmenter le chiffre des baigneurs qui viennent chaque année y chercher santé et plaisir. Ces prévisions sont amplement légitimes par les résultats obtenus à Marlioz ces deux dernieres années *.

---

* En 1813, Marlioz eut l'honneur insigne d'être visité par la reine Hortense, accompagnée de son fils le prince Louis, aujourd'hui Napoléon III. M. de Chevillard, propriétaire du château, donna à cette occasion une grande fête, et l'accueil fait alors aux augustes voyageurs a laissé dans le pays d'impérissables souvenirs.

Après l'annexion, l'Empereur et l'Impératrice honorèrent la

Savoie d'une première visite. A leur passage à Marlioz, le 4 septembre, un superbe arc de triomphe avait été élevé à l'entrée de *l'allée des Fontaines*, et le village, en habits de fête, faisait retentir les plus chaleureuses acclamations. LL. MM. daignèrent s'arrêter un instant et agréer de madame Billet un charmant bouquet, où se lisait, tracé en fleurs, le nom de notre belle et gracieuse souveraine, EUGÉNIE, en même temps que le jeune Billet récitait les vers suivants, inspirés par son père :

SIRE,

Un jour à Marlioz on fêtait une reine ;
Un prince, enfant encor, faisait fi des joujoux,
S'amusait aux soldats. Demandez à ce chêne :
La reine était Hortense, et le prince, c'est... vous !
Hortense, hélas ! n'est plus, mais sa mémoire chère
Est écrite en nos cœurs ; son nom reste béni.
Et le prince, héritier du héros qu'on vénère,
D'enfant s'est fait César : l'univers est à lui.

MADAME,

Qu'à Marlioz un jour, sous son épais feuillage
Le même chêne aussi vous abrite vous deux.
Ce jour-là sera bien jour de fête au village :
Où vous êtes, Madame, on est toujours heureux.

III.

CHALLES.

113. — Challes est un petit hameau situé à 4 kilomètres de Chambéry, à une petite distance de la route impériale de Turin, dans un vallon charmant, orné de bois et de prairies. C'est en 1840, dans un pré de cette localité, dépendant du château, que le propriétaire, M. le docteur Domenget, professeur émérite de chimie, a découvert l'eau de Challes qui répandait au loin une odeur caractéristique. Sa température est de 11 à 12 degrés centigrades.

L'eau de Challes se distingue entre toutes ses similaires par une sulfuration hors ligne de 180 degrés sulfhydrométriques. On ne pourrait lui comparer que certains filets du bassin du nord à Enghien ; mais elle est en outre très riche en carbonates, iodure et bromure alcalins. Son faible débit, de 2 à 3 mille litres par jour, en restreint, pour ainsi dire, l'exploitation à l'expédition à distance pour boisson; mieux aménagée, elle pourrait sans doute fournir un débit plus important.

114. — Cette eau a été analysée en juillet 1842 par M. O. Henry, membre de l'académie impériale de médecine de Paris, qui s'était transporté sur les lieux dans ce but. Cet éminent chimiste avait alors trouvé 0,27 de sulfure de sodium anhydre par litre; depuis lors, la sulfuration de l'eau s'est augmentée par suite d'un meilleur captage, et, je lui ai reconnu, depuis plus de 15 ans, 0541 de sulfure soit 180 degrés sulfhydrométriques.

En outre, le temps ne lui ayant pas permis de faire un *dosage quantitatif* de l'iode et du brome que renferme l'eau de Challes, M. Henry avait dû se borner à une évaluation approximative de ces deux corps. J'ai voulu combler cette lacune, et, par des opérations convenables, je suis parvenu à extraire de 85 litres d'eau de Challes 080 *d'iode pur et cristallisé*, et 13 grammes de *bromure d'argent*, que j'ai présentés à l'Académie des sciences de Savoie dans sa séance du 21 avril 1843. Ces quantités d'iode et de bromure représentent, par litre :

Iodure de potassium.................. 0^{gr},0125
Bromure de potassium *............. 0   1750

Depuis ces travaux d'analyse, *aucun chimiste n'est venu ajouter un résultat nouveau à la composition*

* Voyez ma brochure intitulée : *Recherches chimiques, physiologiques et médicales sur les eaux de Challes*; Chambéry, 1843.

de cette eau, comme cela a été dit et publié par erreur dans quelques écrits qui ont paru ensuite sur cette eau remarquable.

115. — L'eau de Challes est essentiellement dépurative, cicatrisante et fondante ; elle possède une action toute spéciale dans les affections de la peau, les scrofules, les engorgements glandulaires, la gravelle, la carie des os, etc.

116. — Cette eau demanderait à être le sujet d'une large exploitation, ce que l'âge du propriétaire ne lui permet pas d'entreprendre. Espérons qu'elle sera un jour acquise par une société qui pourra lui donner, dans l'intérêt du pays et des malades, tout le développement nécessaire. En attendant, on a très convenablement disposé, dans le voisinage de la source, plusieurs maisons bourgeoises où près de cent personnes peuvent se loger. Je citerai entre autre la maison Terrasson, admirablement située et élégamment meublée, pourvue de six baignoires, et pouvant donner asile à près de 25 personnes. Le prix de la pension, logement et nourriture, est de 7 à 8 fr. par jour. Un bain ordinaire coûte 1 fr. 25 c., l'eau de Challes en sus, à raison de cinq centimes le litre ; il en faut, en moyenne, 10 litres par bain. On trouve également à louer dans les environs de charmantes maisons de campagne, pour les familles qui désirent faire leur ménage *.

---

* Pour plus amples renseignements, voyez : *Recueil de faits et observations sur l'eau de Challes, par le docteur Domenget*, 1845. Brochure in-8°.

EAUX DE SAINT-SIMON.

117. — Les eaux minérales de Saint-Simon sont très usitées à Aix, leur histoire se rattache donc essentiellement à celle de ces eaux thermales.

Saint-Simon est un petit hameau de la commune d'Aix, situé à 25 minutes de cette ville, sur la route de Genève. Deux sources minérales sourdent depuis longtemps dans cette localité ; ce sont :

1° *La source magnésienne alcaline*, dite *source Raphy*, du nom de son propriétaire ;

2° *La source ferrugineuse*, dite *fontaine d'Hygie*.

Ces deux sources, par leur nature, sont un puissant auxiliaire des thermes d'Aix : amenées aujourd'hui, par une tubaison convenable, à 15 minutes de la ville, dans le clos de M. Raphy, leur proximité comme leur riante position en font un but de promenade fort agréable.

1° SOURCE MAGNÉSIENNE ALCALINE.

118. — Depuis un temps qu'on ne saurait préciser, les habitants de Saint-Simon faisaient usage de l'eau de cette source située au lieu dit *le Champ des fontaines*. Ses propriétés physiques et ses effets physiologiques, l'avidité que les animaux herbivores, les ruminants surtout, montraient pour elle, attirèrent l'attention du corps médical d'Aix, qui la prescrivit après quelques essais d'analyse.

Plus tard, cette source a été l'objet d'études sérieuses de la part de deux chimistes distingués, MM. Saluce, membre de l'académie impériale des sciences de Savoie, qui l'a particulièrement examinée sous le rapport géologique, et de Kramer, professeur de chimie à Milan, qui en a fait l'analyse pendant son séjour à Aix en 1851. Les travaux de ces chimistes, ainsi que les appréciations de quelques médecins d'Aix sur les vertus médicales de cette eau, ont fait, en 1853, le sujet d'une brochure d'où j'ai extrait en grande partie les détails qui vont suivre.

119. — Par un captage convenable, l'eau minérale est aujourd'hui reçue dans un élégant et vaste bassin, abrité par un joli pavillon ; elle y arrive de bas en haut, entraînant avec elle une quantité de gaz azote qui se dégage, sous forme de bulles et presque sans interruption, ce qui fait paraître la source dans un état continuel d'ébullition.

Ce bassin est muni circulairement de huit robinets qui déversent l'eau dans de petits réservoirs placés au-dessous de chacun d'eux, et par où l'eau s'écoule dans les canaux qui la conduisent dans le clos Raphy.

120. — L'eau magnésienne de Saint-Simon est alcaline, limpide, onctueuse au toucher, sans odeur, d'une saveur agréable, et d'une température constante de 20 degrés centigrades ; la source peut en fournir 200,000 litres par 24 heures.

Elle contient, d'après M. de Kramer : bicarbonates de chaux, de magnésie, de potasse et de fer ; chlorure de magnésium ; oxides aluminique et magnésique ; sulfates de potasse et de magnésie ; iode, et glairine.

PROPRIÉTÉS MÉDICALES.

121. — L'eau alcaline magnésienne de Saint-Simon, d'après les médecins qui ont pu en apprécier l'action, est très utile dans les affections gastriques à l'état inflammatoire chronique et même subaigu ; dans les maux d'estomac de nature nerveuse, comme la gastralgie ; dans la gastro-entérite ancienne et rebelle ; les irritations de la muqueuse vésicale ; les affections de l'utérus, et pour combattre la formation de l'acide urique dans les complications goutteuses et rhumatismales.

« A l'état de santé, d'après les observations consignées dans la brochure de MM. Saluce et de Kramer (p. 38 et suivantes), cette eau est supportée par l'estomac avec une facilité merveilleuse ; on peut en boire huit

verrés dans l'espace d'une heure sans éprouver le
moindre sentiment de pesanteur ; à la dose d'une à
deux bouteilles par jour, elle augmente légèrement
l'appétit, aide la digestion , et paraît rendre les déjec-
tions alvines plus faciles ; elle produit une diurèse assez
sensible, elle porte même son action sur les bronches,
dont elle exagère les sécrétions dans la même proportion
que celle des autres muqueuses ; elle augmente aussi
la sécrétion de la salive, phénomène que M. le docteur
Petrequin, de Lyon, a le premier noté. Il ne se passe
rien du côté de la peau, dont la chaleur ou les sécrétions ne paraissent pas modifiées, rien non plus du
côté de la circulation ; les phénomènes qui se produisent sur les membranes muqueuses paraissent dus à
un mode spécial d'excitation, dont le retentissement
n'est pas sensible dans le reste de l'économie ; enfin,
le résultat final est une sédation imprimée à l'ensemble
de l'innervation, qui se traduit par cet état de calme et
de bien-être général que l'on sent mieux qu'on ne l'ex-
prime, par un sommeil plus doux et plus favorable.

« 122. — Son action sur l'organisme malade est plus
appréciable ; les estomacs les plus fatigués la suppor-
tent encore aisément.

« Elle est favorable à la plupart des malades qui se
rendent à Aix, en vertu de son action sur les muqueuses, car elle semble conserver à ces membranes
l'intégrité de leurs sécrétions, que les eaux d'Aix trou-
blent assez facilement en portant le mouvement
fluxionnaire à la peau avec une certaine exagération.
Dans l'état saburral qui peut résulter de cette exagé-

ration, elle est utile : on parvient, en suspendant le traitement sulfureux, et en faisant un usage convenable de cette eau magnésienne, à reprendre bientôt des cures qui ont pu être trop actives au début. Aussi est-elle souvent employée avec succès pour combattre la constipation qu'entraîne ordinairement l'emploi des eaux sulfureuses.

En résumé, l'eau minérale alcaline magnésienne de Saint-Simon peut être rangée dans la catégorie des eaux hyposthénisantes, et convenir toutes les fois que l'irritabilité domine. Son importance n'est donc pas douteuse ; la pratique médicale ne fera que confirmer les heureuses cures qui lui ont fait, en si peu de temps, une réputation bien acquise.

2° SOURCE FERRUGINEUSE.

123. — La source ferrugineuse de Saint-Simon est connue depuis fort longtemps. Comme la précédente, elle a été amenée dans le clos Raphy, avec toutes les précautions nécessaires pour en assurer la pureté.

L'eau de cette source est limpide, sans odeur, d'une saveur styptique, et d'une température de 12 degrés centigrades.

En coulant, elle dépose sur les objets avec lesquels elle se trouve en contact une notable quantité d'oxide de fer, qui les colore en rouge. Suivant le professeur Michel Saint-Martin, elle renferme : acide carbonique libre ; bi-carbonates de chaux et de fer ; sulfate de chaux et chlorure de sodium,

124. — L'action médicale de l'eau ferrugineuse de Saint-Simon, comm celle, si réputée, de Spa, s'exerce principalement sur le système circulatoire, soit en accélérant le mouvement, soit en changeant la nature du sang, qu'elle améliore et enrichit. Elle ravive en outre les fonctions du système nerveux et augmente la force du système musculaire. On l'emploie surtout avec succès dans la cachexie, la chlorose, les leucophleg-masies, les hydropisies provenant d'un défaut d'absor-ption, l'aménorrhée, l'atonie de l'appareil digestif, les catarrhes chroniques, et dans toutes autres circonstan-ces où les eaux ferrugineuses en général sont indiquées.

La promenade, quand on va boire l'eau à la source, en favorise l'action.

Enfin, quelques observations pratiques tendent à faire croire que l'emploi de cette eau en lotions amène la cicatrisation des ulcères atoniques.

EAU MINÉRALE ALCALINE IODURÉE DE COISE.

125. — Coise est un petit hameau situé à 5 kilomètres de Montmélian, sur l'ancienne route de Chambéry
à Turin. A un kilomètre du hameau, est une source
désignée par les habitants sous le nom *d'eau de la
Saulce*, qui sourd au pied de la colline de Villard'héry.

Cette eau avait déjà fixé l'attention du premier empire, car on en avait alors commencé l'étude et formé
le plan d'un établissement.

Elle est aujourd'hui captée dans un joli bassin, et
c'est M. le docteur Dubouloz, médecin de l'hospice de
Montmélian, qui lui a donné, par ses recherches et ses
observations pratiques, la réputation dont elle jouit.

L'eau de Coise est éminemment alcaline, onctueuse
au toucher ; elle peut avantageusement remplacer
les eaux alcalines les plus réputées, telles que celles de
Vichy, d'Evian, etc. Bien bouchée, elle peut être
transportée au loin sans le moindre inconvénient.

M. Pyrame Morin, de Genève, en a fait l'analyse en 1851 ; il l'a trouvée formée de bicarbonates de soude, de potasse, d'ammoniaque, de magnésie et de chaux ; de sulfate de magnésie ; de silicate d'alumine ; d'iodure et de bromure alcalins ; de chlorures de magnésium et de sodium ; de crénate d'oxide de fer, et de glairine.

En résumé, suivant le même chimiste, l'eau de Coise est remarquable par la quantité de bicarbonates alcalins qu'elle renferme, savoir 0,84 par litre ; par la présence de l'iode et du brome en quantité très notable ; par le sel ammoniacal qui s'y trouve et par la grande quantité de glairine qui y est dissoute.

D'après M. Dubouloz, l'eau de Coise est souveraine contre les mauvaises digestions, les acidités de l'estomac, les constipations, les maladies des voies urinaires, les calculs de la vessie, etc. Elle ne fatigue jamais l'estomac.

Elle fond les tumeurs strumeuses et lymphatiques, les tophus de la goutte, le goitre, les glandes endurées du cou, les engorgements du foie, de la rate, etc.

Enfin elle imprime à tout l'organisme, surtout aux fonctions digestives, de l'énergie et de l'activité, ce qui la rend précieuse pour combattre l'épuisement, la faiblesse et l'inappétence qui surviennent dans les convalescences des maladies graves.

TABLE DES MATIÈRES.

INTRODUCTION.

Groupe d'eaux minérales le plus important, n° 1 ; *Gazette des Eaux*, 2 ; le *Monde thermal*, 3.

I.

AIX-LES-BAINS.

Situation, climat, 4 ; incendies, 5 ; ancien établissement, nouvel édifice, 6 ; décret de l'Empereur, passage de S. Exc. M. Rouher, 7 ; division des anciens thermes, 8 ; composition du nouvel établissement, 9 ; appareils nouveaux, 10 ; coulage direct, réfrigération des eaux chaudes, 11 ; nombre d'opérations par jour, 12 ; avantages des nouveaux thermes, 13.

Nombre et noms des sources, 14 ; origine du nom de l'une d'elles, 15 ; différences dans leur composition, 16 ; analyse, 17 ; tunnel, 18 ; nouveau réservoir de l'eau d'alun, 19 ; grottes de Saint-Paul, 20 ; volume d'eau fourni par les deux sources, 21.

Maladies traitées à Aix, 22 et 23 ; prix du traitement, 24 ; hospice de la reine Hortense, 25 ; baigneurs venus a Aix en 1861, opérations de la saison, 26 ; inspection, direction, 27 ; médecins et pharmaciens exerçant à Aix, 28.

Logements, pensions, maisons de campagne, 29.

Distractions. Casino, 30 ; théâtres 31.

Curiosités, antiquités. Grottes de Saint-Paul, bains romains, arc de Campanus, temple de Diane, 32.

Points de vue, promenades, excursions. Jardin Mollard, maison François, 33 ; jardin de l'ancien cercle, 34 ; le Gigot, 35 ; avenue du lac, 36 ; chemin de Cornin, 37 ; Marlioz, 38 ; Tresserve, 39 ; le chalet, 40 ; maison du Diable, 41 ; cascade et tours de Grésy, 42 ; tour Eustache, 43 ; Saint-Innocent et son château, 44 ; bois Lamartine, 45 ; prieuré de Drumettaz, 46.

Le lac du Bourget, 47 ; Hautecombe, fontaine intermitente, 48 ; châteaux : de Bomport, 49 ; de Bourdeau, 50 ; du Bourget, 51 ; de Châtillon, 52 ; de la Serraz, 53.

Rocher de Saint-Victor, 54 ; gorges de Saint-Saturnin, 55 ; dent du Chat, 56 ; Saint-Germain et la tour de Cessens, 57 ; grotte de Bange, 58.

Service postal. Affranchissement des lettres pour la France et l'étranger, 59 ; taxe des échantillons, imprimés, etc., 60 ; id. pour l'étranger, départs et arrivées des courriers, 61.

Télégraphe électrique. Prix d'une dépêche pour la France et l'étranger, 62.

Chemins de fer. Distance d'Aix à Lyon, Paris, Genève, Turin et la ligne, etc., durée du trajet, prix des places, etc., 63.

Bateaux à vapeur. Service d'Aix à Lyon, 64.

Renseignements divers. Librairie, bibliothèque, articles de fantaisie, gazes de Chambéry, ganterie, tir au pistolet, banques, pianos, professeurs de musique, etc, 65.

Tarif des courses en voiture, à cheval, à âne, des promenades en bateaux, 66.

Plaintes et réclamations, 67.

CHAMBÉRY ET SES ENVIRONS.

Historique, annexion, population, grands hommes, le général de Boigne, 68.

Monuments et établissements publics. Cathédrale, tombeau d'Antoine Favre, Notre-Dame, 69 ; le château et la sainte chapelle, 70 ; église de Lémenc, 71 ; hôtel-Dieu, Charité, salle d'asile, maison de Saint-Benoît, hospice de Sainte-Hélène, 72 ; fontaine des Eléphants, 73 ; fontaine de Lans, marché couvert, 74 ; bibliothèque, nouvel hôtel de ville, 75 ; palais de justice, 76 ; lycée, 77 ; théâtre, 78 ; casernes, 79 ; asile d'aliénés de Bassens, 80.

Promenades, excursions. Boulevards, jardin public, champ de mars, jardin du château, jardin botanique, route de la Boisse, 81 ; les Charmettes et J. J. Rousseau, 82 ; Buisson-Rond, 83 ; cascade du bout du monde, 84 ; Cascade de Couz, 85 ; château de la Motte, pensionnat des frères, 86 ; abîmes de Myans, 87 ; ruines de Myolans, tours de Montmayeur, col du Frêne, 88 ; la grande Chartreuse, moyens de transport, tarif des voitures et mulets, 89 ; chapelle de Saint-Bruno, le Grand-Son, 90 ; le pas de la Fosse, route nouvelle de Chambéry à la Chartreuse, 91.

Renseignements divers. Banques, hôtels, cafés, restaurateurs, bains, roulage, modes, voitures, etc., 92; diligences pour Lyon, Grenoble et l'Italie, 93.

Gazes de Chambéry, 94.

Cercle de Chambéry, 95.

II.

MARLIOZ.

Historique, 96; premiers captages, 97; nombre et noms des sources, 98; analyse, 99; propriétés médicales, 100 à 103.

Salles d'inhalation. Inauguration, discours de M. le préfet, description de l'établissement, appareils de chauffage, prix des séances, 104 à 109.

Visite de S. Exc. M. le ministre Rouher, 110.

Maladies traitées avec succès par les inhalations, 111.

Agréments du parc, distractions, la reine Hortense, 112.

III.

CHALLES.

Historique, degré de sulfuration, composition chimique, propriétés médicales, logements, pensions, etc, 113 à 116.

EAUX DE SAINT-SIMON.

1° Source magnésienne alcaline, 117 à 122.

2° Source ferrugineuse........ 123 à 124.

EAU DE COISE.

Situation, analyse, propriétés médicales, etc, 125.

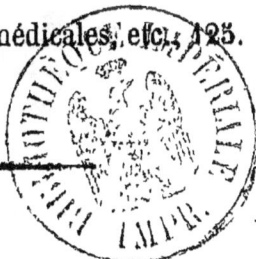

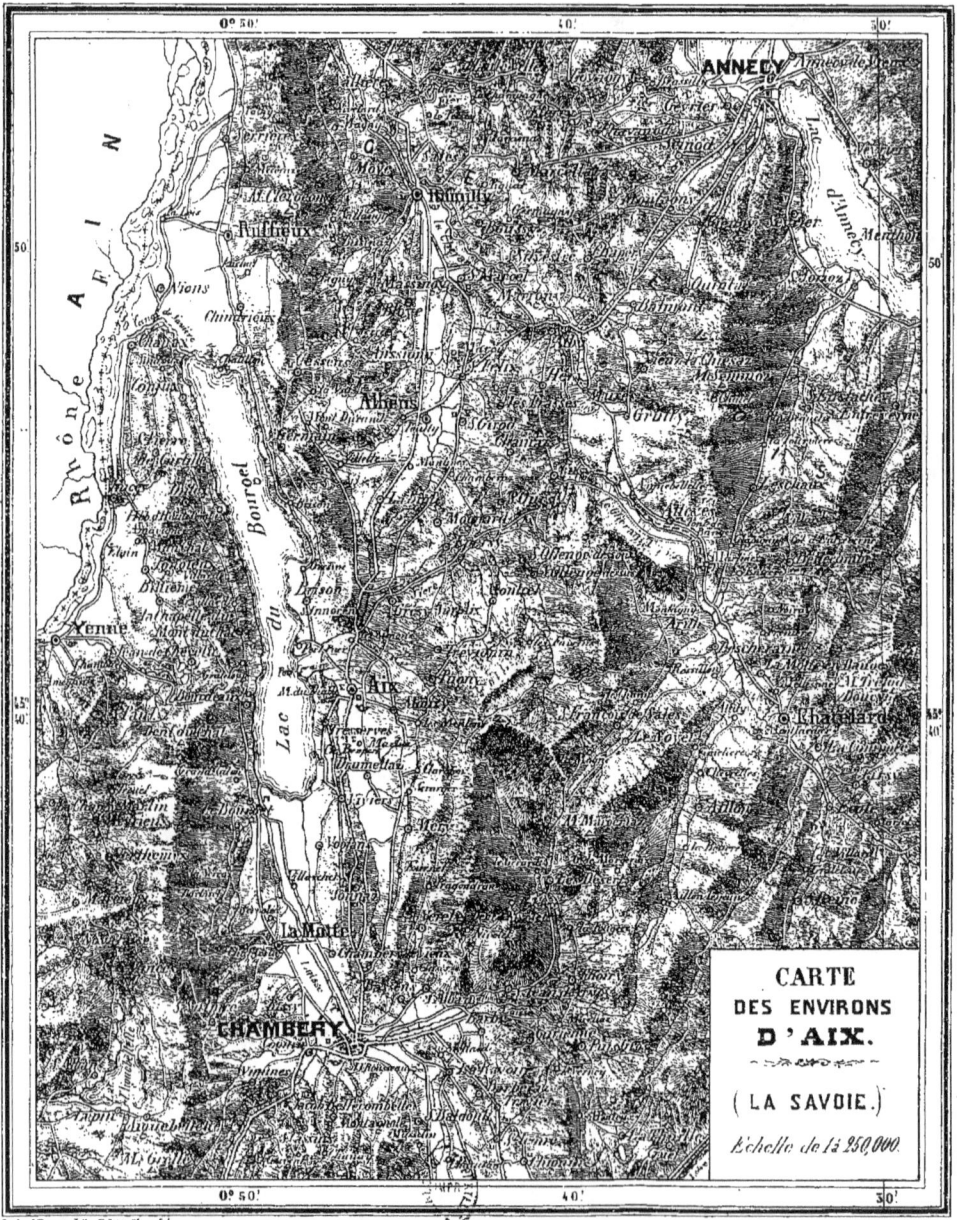

Lith. J. Perrin Libr. Édit. à Chambéry.

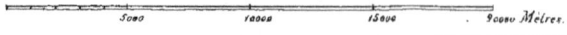

CARTE
DES ENVIRONS
D'AIX.

(LA SAVOIE.)

Échelle de 1à 250,000.

0° 50'   40'   30'

ANNECY

Rumilly

Rumilly

Rulfieux

Nions

Chindrieux

Albens

Yenne

Aix

Lac du Bourget

La Motte

CHAMBERY

RÔNE A I N

50

43°
40'

50

43°
40'

5000   10000   15000   20000 Mètres

www.ingramcontent.com/pod-product-compliance
Lightning Source LLC
Chambersburg PA
CBHW071516200326
41519CB00019B/5961